El método Mori

Primera edición: septiembre de 2021
Segunda edición: noviembre de 2021
Título original: *30-Nichi de Skinnydenim no niau watashi ni naru*
Publicado originalmente en japonés por Wani Books Co., Ltd.
Los derechos de traducción se han gestionado con Wani Books Co., Ltd. a través de Digital Catapult Inc., Tokio (Japón)

© Takuro Mori, 2018
© de la traducción, Makoto Morinaga, 2021
© de esta edición, Futurbox Project S. L., 2021
Todos los derechos reservados.
Original Japanese edition published by Wani Books Co., Ltd.
Spanish translation rights arranged with Wani Books Co., Ltd. through Digital Catapult Inc., Tokyo.

Composición y diseño de interior: Yukari Kimura (NILSON)
Ilustraciones: Ayako (pruebas de color) e Hirotaka Uchiyama
Fotografías: Daisaku Urata
Estilismo: Naohiro Matsunoshita
Peluquería y maquillaje: Kosuke Higashi (Plus Nine)
Adaptación de interior: Taller de los Libros
Diseño de cubierta: Taller de los Libros

Publicado por Kitsune Books
C/ Aragó, n.º 287, 2.º 1.ª
08009, Barcelona
www.kitsunebooks.org

ISBN: 978-84-18524-04-2
THEMA: VFMG
Depósito legal: B 13926-2021
Preimpresión: Taller de los Libros
Impresión y encuadernación: Cachimán Gràfic
Impreso en España – *Printed in Spain*

TAKURO MORI

EL MÉTODO MORI

El revolucionario programa japonés para corregir tu
postura y lucir unas piernas esbeltas

Traducción de
Makoto Morinaga

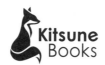

Kitsune
Books

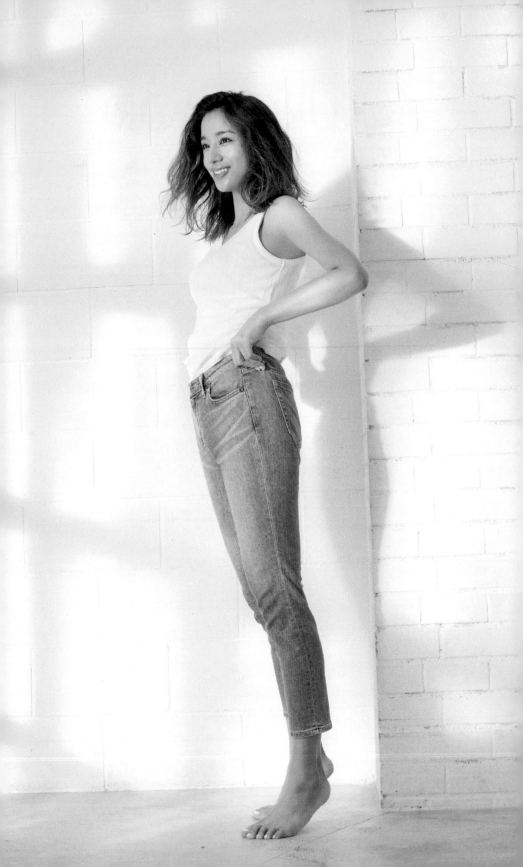

El objetivo es conseguir unas piernas con las que te sientas cómoda

Muchas mujeres se sienten a gusto con sus piernas durante la noche, pero, luego, a lo largo del día, no se ven bien. En consecuencia, no son capaces de realizar tareas o actividades como, por ejemplo, salir a correr. No importa el volumen o lo largas que las tengas: un pantalón ajustado siempre sentará mejor si tienes unas piernas esbeltas y tonificadas.

Cuando te mires al espejo por las mañanas, acepta a la persona que ves reflejada

De este modo, te sentirás bien desde el comienzo del día. Es un pequeño gesto que te ayudará a empezar con buen pie la jornada y a disfrutar de ella.

Cada persona tiene unos estándares de belleza distintos, por lo que, más que buscar que otros te halaguen, es importante que te convenzas de que el cambio de imagen que persigues tiene el objetivo de hacerte sentir bien contigo misma.

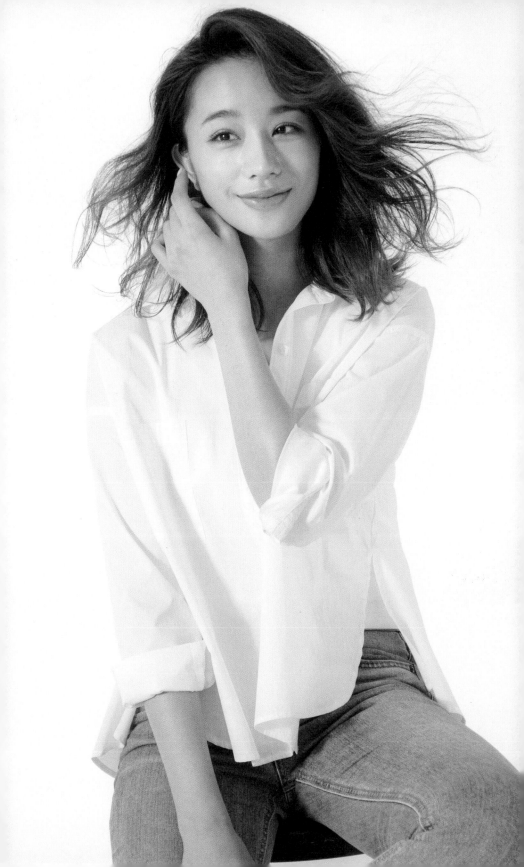

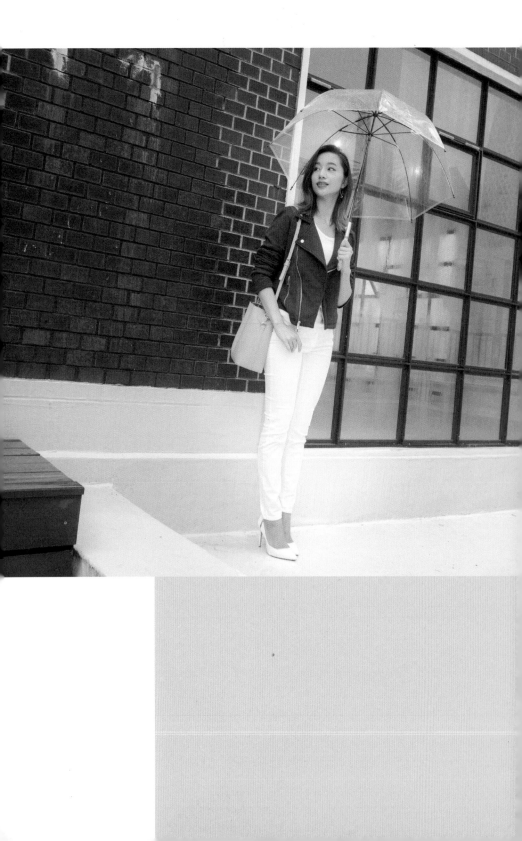

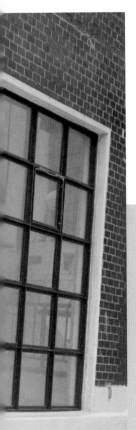

1 Principio del método Mori

Deja de rebuscar en el armario y conviértete en la persona que deseas ser

Por las mañanas, a la hora de elegir qué ponerte, ¿te sientes satisfecha con la persona que ves en el espejo? Muchas mujeres malgastan tiempo y dinero combinando distintas prendas de ropa mientras se engañan a sí mismas pensando cosas como «Esto no me queda bien» o preguntándose si los demás creerán que han engordado por vestir determinadas prendas. ¿Y si en vez de invertir tu dinero en comprar ropa y zapatos nuevos aprendieras a convertirte en la persona que anhelas ser?

Después de todo, la moda es transitoria y cambia constantemente. Con el paso del tiempo, probablemente te desharás incluso de aquellos vaqueros en los que invertiste tus ahorros o ese vestido color turquesa que tanto te gusta. Sin embargo, un cambio de imagen potenciará tu belleza natural y te ayudará a verte atractiva en todo momento, porque una silueta esbelta y saludable supera cualquier atuendo.

2 Principio del método Mori

Cambiar tus piernas te costará menos esfuerzo del que imaginas

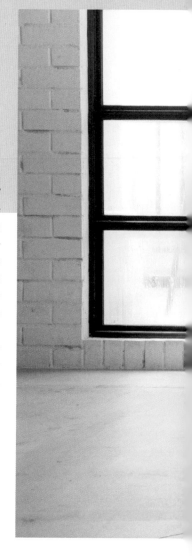

A pesar de que reconocemos la importancia del entrenamiento muscular, nos resulta muy difícil reunir la voluntad necesaria para hacerlo. Además, mantener la constancia también es complicado, pues resulta tedioso y cansado. Pero ¿y si te dijera que puedes sentirte bien y conseguir los resultados que buscas con unos sencillos estiramientos? ¿Crees que conseguirías cambiar tu imagen así? Seguro que piensas que no es posible.

En este libro descubrirás el método que he desarrollado para ayudarte a convertirte en la persona que deseas ser. Con él, matarás dos pájaros de un tiro: estirarás los músculos y los fortalecerás.

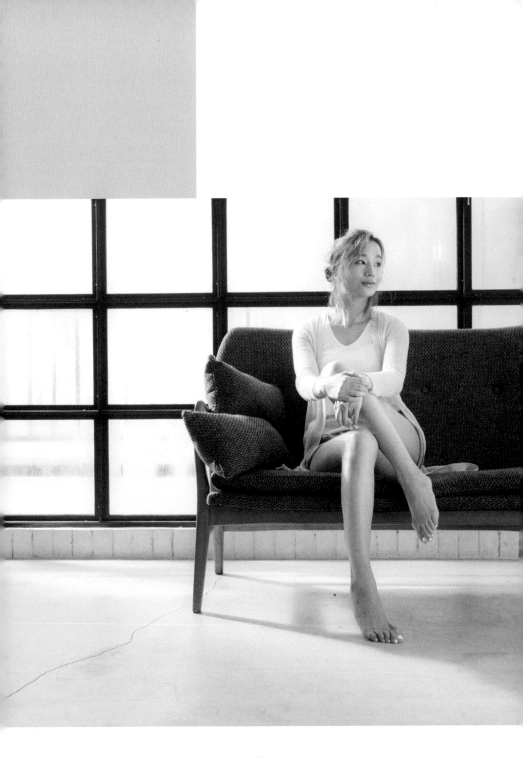

Reajusta tu cuerpo en solo treinta días

Hoy es el primer día del resto de tu vida. A partir de ahora, podrás perder peso con mayor facilidad y decidir si quieres conocer a la persona que podrías ser después de seguir el programa de treinta días o si deseas seguir siendo la misma que hasta ahora; depende de ti. Te garantizo que, con el método Mori, no podrás decir que no notas cambio alguno después de haberlo intentado.

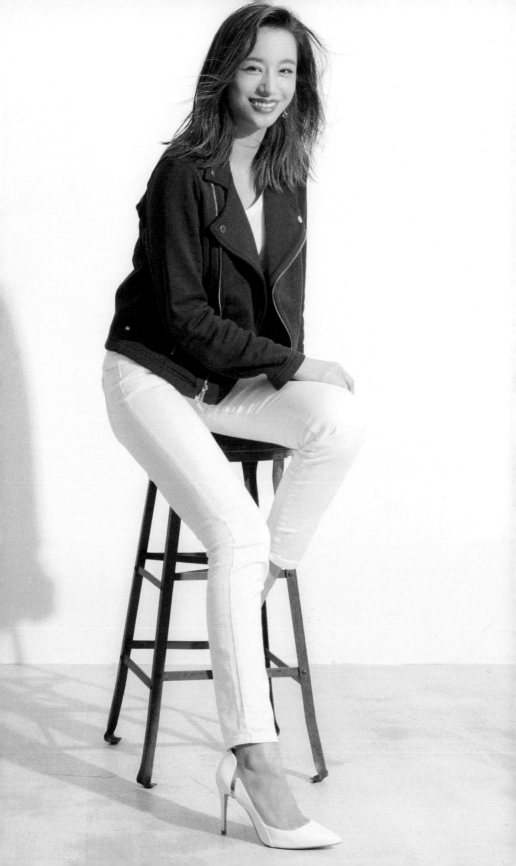

ÍNDICE

Introducción 7
Mensaje de Takuro Mori 18
Mensaje de Maryjun Takahashi 20

Parte 1

Corrige la postura

Punto 1 24
Punto 2 26
Punto 3 33
Punto 4 36
Cuatro estiramientos básicos 40

Parte 2

Sube el nivel

Nivel 1: Primera semana de estiramientos 58
Nivel 2: Segunda semana de estiramientos 66
Nivel 3: Tercera semana de estiramientos 74
Nivel 4: Última semana de estiramientos 90
Conoce a Maryjun Takahashi 108
Entrevista a Takuro Mori y Maryjun Takahashi 118
Epílogo 122

Es increíble lo mucho que el cuerpo puede cambiar gracias al ejercicio

Hace ocho años, empecé a entrenar con Maryjun Takahashi. En aquella época, Maryjun se dedicaba en cuerpo y alma a labrarse una carrera como modelo y su objetivo era ganar flexibilidad. A pesar de haber sufrido una grave enfermedad, estaba decidida a progresar profesionalmente. Entonces, dejó de trabajar como modelo para convertirse en actriz, por lo que tuvo que moldear su cuerpo y pasar de una figura trabajada para «exhibirse» a una «funcional». Maryjun es muy disciplinada y diligente, y consiguió su objetivo con rapidez, aunque el cambio no se produjo de la noche a la mañana. Hubo largos periodos de tiempo en los que sus músculos se relajaban y otros en los que los cambios se notaban con mayor celeridad.

Mientras Mary y yo trabajábamos en este libro —un registro tanto del método que pusimos en práctica como de los resultados obtenidos—, descubrí que el cuerpo es realmente fascinante. Espero que, con la práctica, tú también obtengas los resultados esperados con esta fantástica experiencia.

**Mensaje de
Takuro Mori**

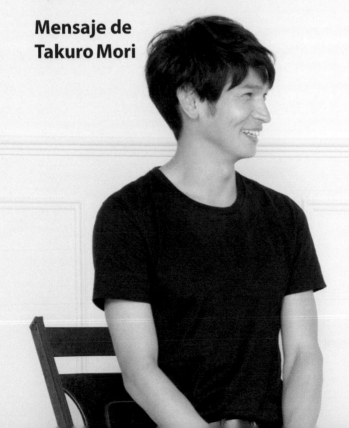

Takuro Mori (entrenador)

✕

Maryjun Takahashi
(modelo y actriz)

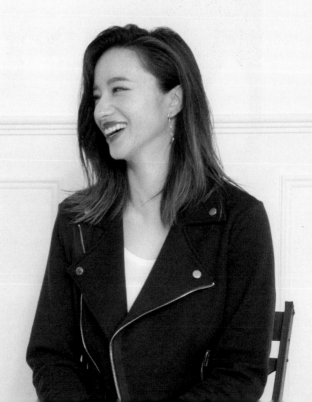

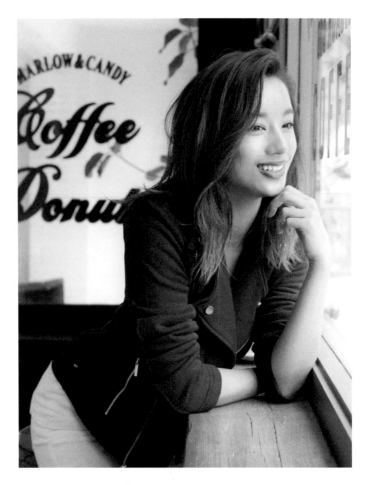

Mensaje de
Maryjun Takahashi

Lo que creías que era un largo camino para lograr tus sueños podría ser un atajo

La mayor parte de la gente piensa que las modelos tienen unas piernas bonitas. Es cierto que, por lo general, es así, pero algunas destacan por tener unas piernas extraordinarias, esbeltas y largas. Al mismo tiempo, también es cierto que todos cargamos con diferentes complejos, yo incluida.

Tenía la cara interna de los muslos muy desarrollada y nunca me veía bien con pantalones. Además, tenía la espalda rígida, y eso me impedía moverme con soltura. Por suerte, conocí a Takuro Mori y, gracias a su entrenamiento y su ayuda, conseguí cambiar y convertirme en la persona que soy ahora. Antes de empezar a entrenar con el programa, Takuro me enseñó la forma correcta de usar el cuerpo, a relajarme y a tomarme el tiempo necesario y, gracias a ello, poco a poco conseguí la figura que siempre había querido y unas piernas perfectas.

Hubo momentos en los que pensaba que el entrenamiento era demasiado fácil, y, como consecuencia, buscaba entrenar más para notar los efectos mucho antes. Sin embargo, ahora comprendo que la forma más rápida de alcanzar mi meta era con perseverancia.

Si perseveras y no te das por vencida, sin duda conseguirás los resultados que deseas. Tal vez creas que es una fórmula repetitiva, pero te lo aseguro: conseguir tu objetivo puede ser así de sencillo.

El camino más rápido para lograr unas piernas esbeltas no es el entrenamiento muscular

Los estiramientos adecuados permiten que el cuerpo recupere la postura correcta

Parte

1

CORRIGE LA POSTURA

¿Cómo crees que son unas piernas bonitas? Hay personas que se sienten atraídas por unas piernas esbeltas y musculosas y otras por unas más finas y estilizadas, pero lo cierto es que sentirte bien con tus piernas no tiene tanto que ver con el volumen, sino con las articulaciones, claves para la postura y la figura. Por desgracia, los malos hábitos posturales y los movimientos inadecuados pueden provocar que las articulaciones coxofemorales de la cadera y las rótulas se tuerzan o se desvíen, lo que nos aleja de conseguir las piernas que deseamos.

Así pues, para lucir unas piernas bonitas es fundamental reajustar el cuerpo y adoptar una postura adecuada, y, más que buscar aumentar la masa muscular, lo que debes hacer es trabajar para que los músculos recuperen su condición óptima a través de estiramientos.

El primer paso será dominar los estiramientos básicos que te permitirán grabar en la memoria corporal la postura correcta.

1 Consigue unas piernas bonitas al corregir la postura

Si aprendes a mover el cuerpo de forma natural, moldearás tu figura en un abrir y cerrar de ojos.

 Las rodillas varas son habituales en aquellas personas que presentan un tren inferior voluminoso

Las piernas bonitas que toda mujer desea no se caracterizan únicamente por ser finas, sino también por estar tonificadas y mantener una buena postura. Yo tengo las rodillas varas, y desde que empecé a hacer deporte, ya en la escuela, mis piernas —que se alejan mucho de ser bonitas— siempre han sido voluminosas. De hecho, odiaba tener las caras anterior y externa de los muslos, así como los gemelos, tan grandes, y todo se debía a una serie de alteraciones que había sufrido en las articulaciones y los músculos. Sin duda, muchas personas se rinden en su esfuerzo por conseguir unas piernas bonitas, por lo que me gustaría decirles a todas ellas que no tiren la toalla. Todos tenemos la capacidad de sacar nuestro máximo potencial y corregir la postura de nuestras piernas.

Las alteraciones se deben en gran medida a cómo movemos el cuerpo en el día a día: nuestra forma de caminar o de sentarnos, cómo practicamos deporte y toda una infinidad de actividades que hemos realizado durante años. En otras palabras, con el transcurso del tiempo es muy probable que tus extremidades inferiores se hayan desviado y que, con ello, se hayan alejado cada vez más de las piernas ideales con las que siempre has soñado.

Por ejemplo, cuando llevas tacones que no se ajustan bien a tu pie, tanto la articulación coxofemoral como las rótulas sufren con cada paso que das, por lo que no es aconsejable que los lleves con mucha frecuencia, ya que estarás obligando a tu cuerpo a sostenerse gracias a estas articulaciones de forma incorrecta. Si los utilizas de forma continuada, ganarás volumen muscular: el cuádriceps y los gemelos crecerán de tamaño.

Asimismo, es frecuente que las personas que hayan practicado deportes como el tenis o el baloncesto —en los que el centro de gravedad suele estar por debajo de lo normal— experimenten alteraciones en la articulación coxofemoral y en la pelvis, y que sus muslos destaquen por su volumen. Al rectificar estas alteraciones y colocar las articulaciones y los músculos en la posición adecuada, estarás más cerca de conseguir tu objetivo.

Durante todo el tiempo que te has movido de forma incorrecta, has desarrollado demasiado músculo en zonas donde no lo necesitas y, además, has aumentado tus niveles de grasa corporal. La explicación de este problema radica en la colocación errónea de los músculos.

2 Averigua qué pantalones te sientan bien según la forma de las rodillas y los tobillos. ¡Analiza tus piernas!

 Si no puedes juntar las rodillas y los tobillos, lo más probable es que sufras una alteración articular

Ha llegado el momento de identificar dónde se encuentran las alteraciones que hacen que tu cuerpo sea más voluminoso. Se trata de un método muy sencillo: colócate frente a un espejo con las piernas rectas, ponte de puntillas e intenta juntar las rodillas y los tobillos. Si lo consigues, estarás más cerca de lograr unas piernas esbeltas. Las personas que no pueden hacerlo y, en cambio, muestran una forma curva, se dividen en tres tipos.

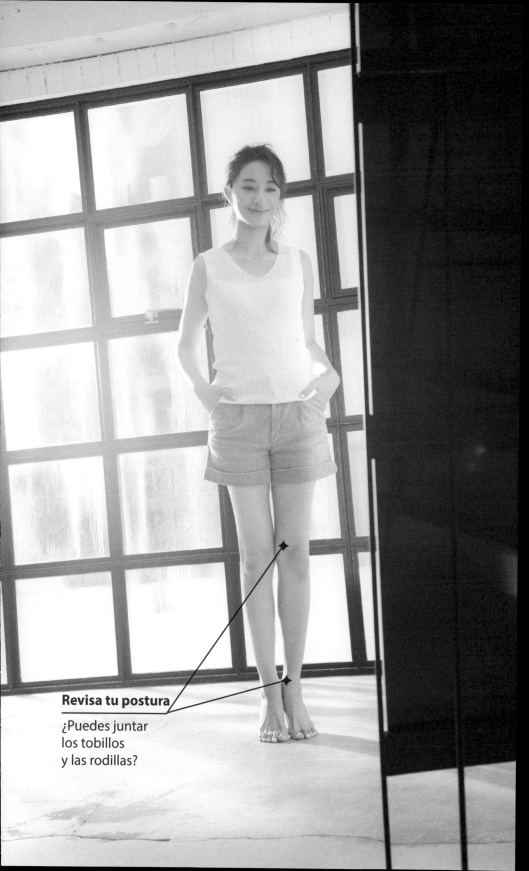

Revisa tu postura

¿Puedes juntar
los tobillos
y las rodillas?

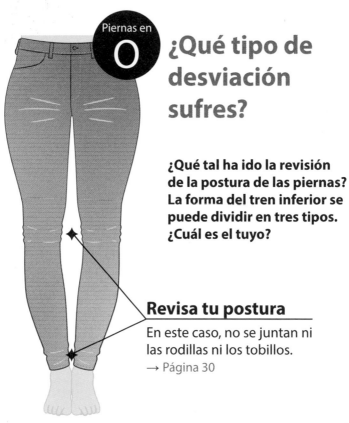

Piernas en **O**

¿Qué tipo de desviación sufres?

¿Qué tal ha ido la revisión de la postura de las piernas? La forma del tren inferior se puede dividir en tres tipos. ¿Cuál es el tuyo?

Revisa tu postura

En este caso, no se juntan ni las rodillas ni los tobillos.

→ Página 30

Las piernas sobresalen hacia los lados debido a una torsión en las articulaciones, por lo que apuntan hacia fuera.
Cuando te has puesto recta y de puntillas, es posible que hayas notado que tus piernas formaban una X o una O y que se curvaban hacia los lados.

En circunstancias normales, si las piernas se mueven hacia delante y hacia atrás de la forma adecuada, no aumentan de volumen ni se curvan hacia fuera. Sin embargo, debido a los movimientos incorrectos que realizamos en nuestro día a día, es posible que se produzca una rotación de la articulación coxofemoral hacia el interior, lo que provocará que las piernas se arqueen. Como consecuencia, los movimientos hacia delante y hacia atrás harán que los cuádriceps y los gemelos se sobrecarguen. Esta sobrecarga muscular está relacionada con la aparición de celulitis y hace que los músculos se ensanchen y que parezcan más voluminosos de lo que son.

Las articulaciones afectadas, además, dificultan la circulación sanguínea y facilitan la acumulación de grasa.

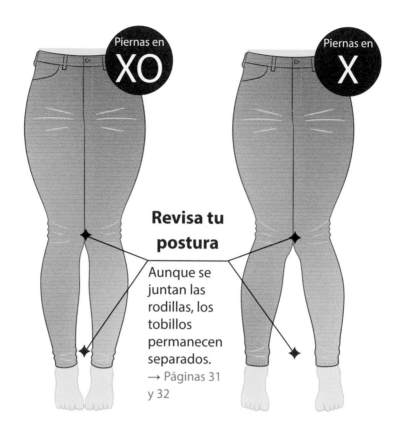

Piernas en XO

Piernas en X

Revisa tu postura

Aunque se juntan las rodillas, los tobillos permanecen separados.

→ Páginas 31 y 32

Esta alteración se debe a la falta de uso de los músculos de los glúteos y los dedos de los pies.

Mucha gente sufre de otro tipo de dolencia tan problemática como la anterior y que consiste, por una parte, en que la cara anterior de los muslos es muy voluminosa y estos se juntan a la altura de las rodillas, donde se concentra toda la grasa, y, por otra, en que la parte inferior de las extremidades está ladeada hacia fuera.

El movimiento principal al andar se produce desde los glúteos. La rodilla se sirve del cuádriceps, y el tobillo, del gemelo, para realizar el movimiento, por lo que, si tienes las piernas voluminosas, lo más probable es que se deba a una sobrecarga de estos músculos.

Hay quienes creen que no pueden juntar las piernas porque son muy voluminosas. Si es tu caso, aunque es difícil determinar qué tipo de piernas tienes, existe la posibilidad de que sufras una rotación de las articulaciones coxofemorales y de las rótulas. Si reajustas la posición de las articulaciones, conseguirás unas piernas más estilizadas y la grasa será menos perceptible, por lo que lucirás una figura más esbelta.

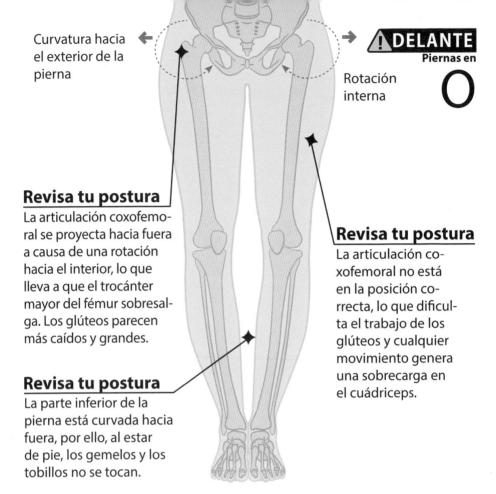

Curvatura hacia el exterior de la pierna

Rotación interna

Revisa tu postura

La articulación coxofemoral se proyecta hacia fuera a causa de una rotación hacia el interior, lo que lleva a que el trocánter mayor del fémur sobresalga. Los glúteos parecen más caídos y grandes.

Revisa tu postura

La parte inferior de la pierna está curvada hacia fuera, por ello, al estar de pie, los gemelos y los tobillos no se tocan.

Revisa tu postura

La articulación coxofemoral no está en la posición correcta, lo que dificulta el trabajo de los glúteos y cualquier movimiento genera una sobrecarga en el cuádriceps.

Las piernas se curvan hacia el exterior.
Este tipo de piernas presenta una curvatura reconocible en forma de O, que se prolonga desde la cadera hasta los tobillos y en la que los muslos sobresalen y las rodillas no se tocan. Como he mencionado antes, esto se debe a una rotación interna de la articulación coxofemoral, lo que hace que se incline hacia fuera y, a su vez, que las rótulas se vuelvan hacia el interior. Para corregir esta curvatura exagerada, también conocida como *genu varum* y que preocupa a muchas personas debido al aumento de volumen en las piernas y en los glúteos, es necesario hacer que las articulaciones roten en el sentido contrario.

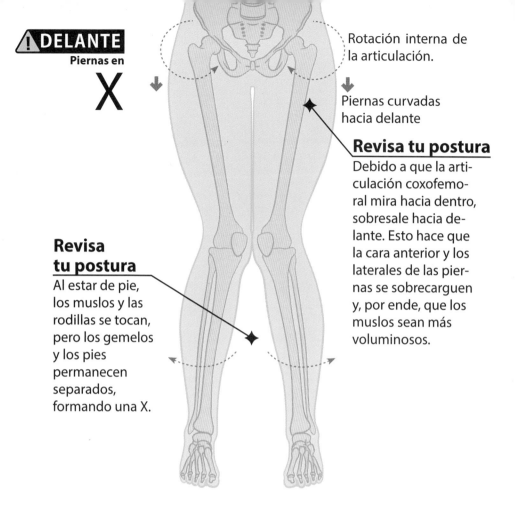

Rotación interna de la articulación.

Piernas curvadas hacia delante

Revisa tu postura

Debido a que la articulación coxofemoral mira hacia dentro, sobresale hacia delante. Esto hace que la cara anterior y los laterales de las piernas se sobrecarguen y, por ende, que los muslos sean más voluminosos.

Revisa tu postura

Al estar de pie, los muslos y las rodillas se tocan, pero los gemelos y los pies permanecen separados, formando una X.

Con los cuádriceps tensos, los gemelos permanecen separados. Tanto las piernas en X como en O son consecuencia de la rotación interna de la articulación coxofemoral, pero cada una gira en una dirección distinta. Así, las piernas en O (*genu varum* o rodillas varas) se curvan hacia fuera mientras que las piernas en X (*genu valgum* o rodillas valgas) sobresalen hacia delante. En este tipo de piernas, la rotación interna es más pronunciada y, a pesar de que las rodillas permanecen juntas, los pies se separan cada vez más.

Por lo general, las rótulas miran hacia fuera en las piernas en forma de O y de XO. No obstante, es poco frecuente encontrar a alguien con piernas en X que presente ese tipo de rotación: se trata de una deformación más pronunciada que las anteriores y va acompañada de toda una serie de dolencias congénitas, lo que dificulta bastante su completa corrección.

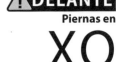
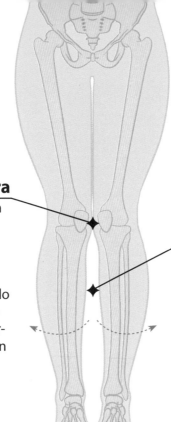

Revisa tu postura

Debido a la desviación de la rodilla, cualquier movimiento desde la cadera a los pies se produce fuera del eje, por lo que, a pesar de lo mucho que uno se esfuerce durante los ejercicios, las rodillas miran hacia dentro.

Revisa tu postura

Tanto la cara interna de las rodillas como los pies se tocan, pero el espacio que queda por debajo de las rodillas es amplio: una ligera rotación de la rodilla genera una leve curvatura que impide que los gemelos se toquen.

La desviación más frecuente y perjudicial para la cara interna de las piernas.

El tipo de desviación más frecuente es el de piernas en XO, conocido también como tipo O inferior (puesto que solo se da en la zona inferior de la pierna). En este caso, también se produce una rotación interna de la articulación coxofemoral, pero no con la misma intensidad que en las piernas en O. La rodilla sufre una fuerte torsión, lo que provoca que la parte inferior de la pierna se curve hacia el exterior y adopte una forma en media luna, similar a la de un plátano.

Cuando la articulación de la rodilla abandona su posición natural, dificulta la transmisión de energía desde la cadera a los pies y viceversa, lo que explicaría por qué hay personas que, al practicar ejercicio, son incapaces de activar los glúteos. Si —independientemente de cuánto te esfuerces al hacer deporte o de lo consciente que seas de tu forma de caminar— no puedes evitar que tus rodillas miren hacia dentro, es posible que sufras esta desviación.

3 La postura correcta del cuerpo se establece desde la cadera y los dedos de los pies

Esta es una razón por la que tus piernas cambiarán gracias a los estiramientos de este libro.

 Al sobrecargar las rodillas y los tobillos, las piernas se curvan hacia fuera

La clave para conseguir unas piernas bonitas reside en la articulación coxofemoral y en los dedos de los pies.
No sé qué ocurre primero, si las deformaciones naturales del esqueleto o las causadas por los malos hábitos, pero, sea como fuere, es un hecho que, como consecuencia de esas alteraciones, nos cuesta más mover unos músculos que otros. El resultado es que los músculos de las piernas trabajan de manera desequilibrada y, además, la grasa se adhiere en la zona de los muslos con mayor facilidad, lo que hace que se vean más voluminosas.

Si te acostumbras a utilizar solo músculos para los que no necesitas realizar un gran esfuerzo, esas áreas se desarrollarán más y las articulaciones se desajustarán. Como consecuencia, se producirá una curvatura donde no la había. Cuando esto ocurre, por mucho empeño que pongas, ya no podrás realizar los movimientos de forma correcta.

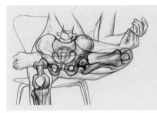 **La articulación coxofemoral** es la articulación que une la pelvis y el fémur. Funciona como punto de conexión entre los trenes superior e inferior del cuerpo.

Para tener unas piernas sanas es importante que no sufras molestias en las articulaciones de la cadera, la rodilla, el tobillo y los dedos de los pies. Así, podrás usarlas sin problema alguno y de forma correcta. No obstante, mucha gente desconoce cómo utilizar de manera adecuada las articulaciones de la cadera y los dedos de los pies y, debido a la falta de movimiento, se «oxidan».

¡Si no ejercitas la articulación de la cadera, ganarás volumen en la zona de los muslos.

La articulación coxofemoral es clave, pues sirve como nexo de unión entre las partes superior e inferior del cuerpo. Está involucrada en todos los movimientos que realizamos a diario, como caminar, estar de pie o sentados, lo cual supone una tremenda carga de trabajo. Sin embargo, si no se ejercita, no se moviliza de manera adecuada y se «oxida», como una bisagra vieja de una puerta que chirría al abrirse y cerrarse.

Al ocurrir esto, la articulación de la rodilla asume el papel de la de la cadera. Si la articulación coxofemoral no trabaja correctamente, el peso que soportan las rodillas aumenta, por lo que los músculos laterales y anteriores del muslo se sobrecargan. Esto conlleva un aumento de volumen de las piernas y que se curven hacia delante y hacia el exterior.

Al mover correctamente la articulación coxofemoral, se ponen en funcionamiento los glúteos, los cuádriceps y los demás grupos musculares de la parte posterior del cuerpo y, con ello, se tonifican los abductores y los músculos de la parte posterior del tren inferior. De este modo, se consiguen unas piernas tonificadas y con una alineación correcta.

La articulación metatarsofalángica es el punto de unión entre las falanges y los metatarsianos. Es la parte por la que se doblan los dedos de los pies cuando caminamos.

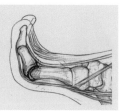

Aprende a usar las articulaciones del pie para que no se curven las piernas.

La articulación metatarsofalángica (también conocida como MTF) es el punto de unión entre las falanges y los metatarsianos, por lo que es muy relevante para el funcionamiento correcto de los dedos de los pies. Al caminar, es la encargada de que el pie se adhiera a la superficie y, al mismo tiempo, es la que lo impulsa cuando lo levantamos del suelo. Pero, si se emplean zapatos con suela muy dura o tacones altos con frecuencia, las posibilidades de activar esta articulación se reducen y todo el peso al caminar recae en el tobillo.

Si no se emplean los músculos del pie, perdemos estabilidad a la hora de apoyarlo en el suelo y es más probable que nos torzamos el tobillo. Además, si al caminar no se ejerce la presión adecuada sobre la superficie, los tobillos se tensan más de lo necesario, razón por la que los gemelos se sobrecargan y aumentan de volumen.

4 El primer paso para tener unas piernas esbeltas es conseguir una postura corporal neutra mediante los estiramientos

 La torsión de las articulaciones es la causa de una mala postura corporal

Los huesos no son completamente rectos, sino que tienen una superficie lisa y ligeramente curva. Cuando realizamos movimiento repetitivos, los músculos pueden desequilibrarse (mediante la sobrecarga de algunos y la distensión de otros por falta de uso), se tiende a acumular grasa en zonas localizadas y se produce un desajuste de la postura corporal.

En muchos casos, las molestias que sufres en las piernas son consecuencia de las torsiones en las articulaciones, y estas se deben a una rotación interna de la articulación coxofemoral y a una rotación externa de la articulación de la rodilla.

La rotación interna de la articulación coxofemoral se produce con respecto al eje longitudinal del cuerpo. Si, al estar de pie, te tocas el trocánter mayor y después giras los pies y las rodillas hacia dentro, el primero se proyectará hacia fuera. Por el contrario, si haces el movimiento de rotación hacia fuera, el trocánter mayor se ocultará y los glúteos se tensarán. La cadera se estabiliza de forma natural con la rotación externa, pero las personas que sufren de una rotación interna fuerzan constantemente esta articulación hacia dentro.

La rotación exterior de la rodilla es el resultado de la rotación interna de la cadera, pues se produce al intentar compensar dicha torsión. Muchas personas que creen sufrir de rodillas varas a menudo solo tienen la parte inferior de la pierna curvada hacia fuera. Cuando se produce una rotación externa de la rodilla, no se puede caminar con los pies rectos, de forma que los tobillos se sobrecargan y los gemelos aumentan de volumen.

Una vez explicado todo esto, llega el momento de abordar el tema principal de este libro: los estiramientos. Si hablamos de tener unas piernas bonitas y sanas, a veces pensamos que con un poco de entrenamiento muscular podemos conseguir los resultados que buscamos, ¿verdad? Sin embargo, tal y como he explicado hasta ahora, es crucial utilizar las piernas **de manera correcta, sin que se produzcan torsiones innecesarias.** Para lograrlo, debemos realizar estiramientos y devolver las piernas a una posición neutra. Si practicamos cualquier ejercicio mientras sufrimos algún tipo de alteración o desajuste —por mínimo que sea—, la efectividad tanto de los entrenamientos musculares como de los cardiovasculares se reduce a la mitad. Solo una vez reajustemos la posición de los músculos y huesos mediante los estiramientos, podremos añadir ejercicios musculares para afianzar lo trabajado y conseguir las piernas sanas y esbeltas con las que siempre has soñado.

Reajusta tu cuerpo en treinta días
El método Mori: programa de adelgazamiento del tren inferior

El programa que presento en este libro es sencillo y te ayudará a verte bien con cualquier tipo de pantalones, sobre todo con los más ajustados. Lo primero que haremos será devolver las articulaciones torcidas a una posición correcta y trabajar para que el cuerpo recuerde esa postura mediante estiramientos básicos.

A primera vista, puede parecer aburrido por lo fácil que es. Aun así, lo importante es ser consciente de que, con cada movimiento, estarás corrigiendo el desajuste de las articulaciones.

Te recomiendo que realices a diario los cuatro ejercicios básicos que te presento a continuación, como una rutina de calentamiento. Con ellos trabajarás la cadera, las rodillas, los tobillos y las articulaciones de los pies en poco tiempo y, prácticamente, sin esfuerzo algunos. Si eres constante y realizas la rutina durante dos semanas, pronto advertirás cambios en la alineación de tus piernas.

Una vez te hayas familiarizado con los estiramientos básicos para corregir las torsiones, el siguiente paso será ejercitar los músculos que sirven de apoyo a las articulaciones ya mencionadas. Hasta ahora, como la posición articular no era la correcta, los músculos se sobrecargaban para compensar la dirección de la rotación. En consecuencia, es probable que hayas perdido flexibilidad y sufras de rigidez muscular y que tus músculos hayan olvidado cómo distribuir y aplicar la fuerza correctamente. Para recuperar y mantener la posición articular correcta, debes reactivarlos y destensarlos.

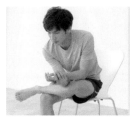

Los vídeos pueden resultarte útiles

Escanea el código QR con tu móvil o con cualquier otro dispositivo electrónico para ver los vídeos explicativos de los estiramientos. Aunque están en japonés, te resultará muy fácil seguir los movimientos, porque son muy visuales.

Además de los ejercicios básicos, los estiramientos para reactivar los músculos aumentarán de dificultad cada semana, desde el nivel 1 en la primera hasta el 4, con el que completarás el mes de entrenamiento. El esquema propuesto es el siguiente:

NIVEL 1 - Reajusta la posición de las piernas

NIVEL 2 - Cuidado intensivo para las piernas

NIVEL 3 - Corrige la posición de la cadera

NIVEL 4 - Trabaja todo el cuerpo

Una vez hayas corregido las torsiones y mejorado la condición muscular al empezar a trabajar músculos que antes estaban casi inactivos, conseguirás unas piernas más rectas, esbeltas y bonitas.

FUNDAMENTOS
Cuatro estiramientos básicos

Para mover las piernas, son necesarias cuatro articulaciones —cadera, rodilla, tobillo y dedos del pie— y los músculos que las recubren. Los cuatro estiramientos básicos que propongo están pensados para hacerse a diario, durante treinta días, con el fin de corregir por completo las alteraciones de dichas articulaciones y reajustar la postura corporal.

RODILLA
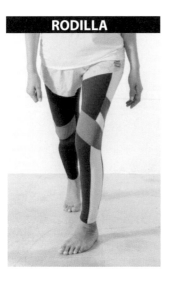

CADERA
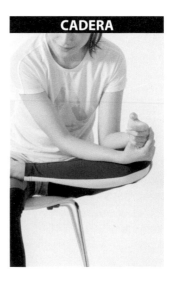

DEDOS DEL PIE
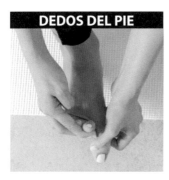

TOBILLO
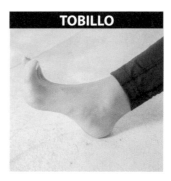

Te recomiendo que dejes de practicar los ejercicios o los estiramientos si en algún momento sientes molestias o dolor.

SUBE EL NIVEL
Aumenta la dificultad
cada semana

Mientras realizas los ejercicios básicos del programa a diario, cada semana deberás añadir a la rutina un par de estiramientos específicos para reducir las torsiones, y, a partir de la tercera semana, se incluirán ejercicios de entrenamiento muscular. Subirás de nivel poco a poco para acercarte con paso seguro a tu meta.

NIVEL 1
Primera semana
Reajusta la posición de las piernas

NIVEL 2
Segunda semana
Cuidado intensivo para las piernas

NIVEL 3
Tercera semana
Corrige la posición de la cadera

NIVEL 4
Última semana
Trabaja todo el cuerpo

FUNDAMENTOS

Articulación coxofemoral

Con este ejercicio, eliminarás la desviación que provoca que los muslos sobresalgan hacia delante y hacia fuera.

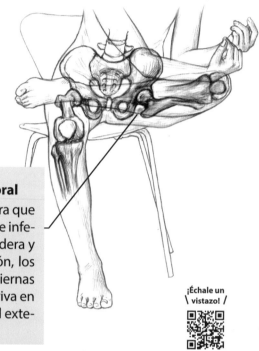

Lo notarás aquí

Articulación coxofemoral

Esta articulación es la bisagra que conecta los trenes superior e inferior del cuerpo, al unir la cadera y el fémur. Debido a la torsión, los grupos musculares de las piernas se desequilibran, lo que deriva en que estas se curven hacia el exterior o hacia delante.

¡Échale un
vistazo!

El método Mori para lograr unas piernas sanas y esbeltas

Para conseguir unas piernas bonitas es importante trabajar y potenciar los músculos de los muslos a la vez que se intenta que las articulaciones de la cadera y de las rodillas no sufran ninguna alteración o desajuste.

El desajuste de las piernas es algo que preocupa y afecta a muchas personas. La principal causa de esto es la rotación interna de la cadera, que dificulta el funcionamiento correcto de los músculos de la parte posterior de la pierna y los glúteos, al tiempo que sobrecarga las caras delantera y exterior.

No basta solo con reajustar la posición de la articulación coxofemoral para solucionar este problema, sino que también se debe fomentar la rotación externa de la pierna.

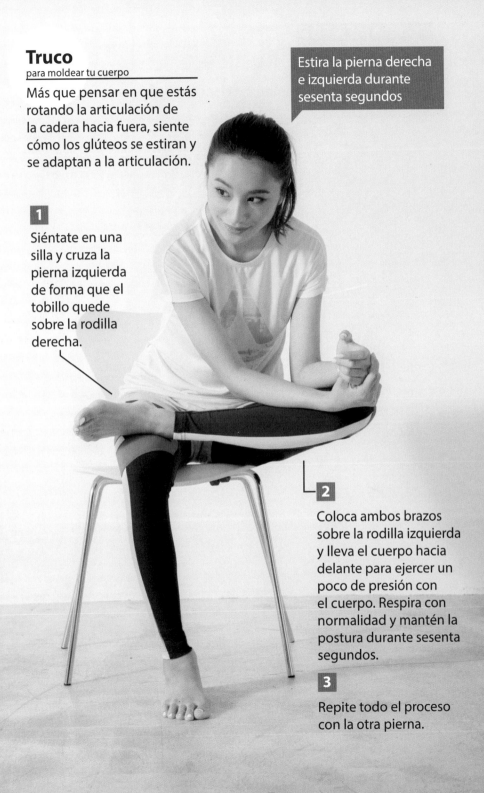

Truco
para moldear tu cuerpo

Más que pensar en que estás rotando la articulación de la cadera hacia fuera, siente cómo los glúteos se estiran y se adaptan a la articulación.

Estira la pierna derecha e izquierda durante sesenta segundos

1

Siéntate en una silla y cruza la pierna izquierda de forma que el tobillo quede sobre la rodilla derecha.

2

Coloca ambos brazos sobre la rodilla izquierda y lleva el cuerpo hacia delante para ejercer un poco de presión con el cuerpo. Respira con normalidad y mantén la postura durante sesenta segundos.

3

Repite todo el proceso con la otra pierna.

Rodilla

La parte inferior de la pierna estará más estilizada una vez corrijas los desajustes y distorsiones.

¡Échale un
\ vistazo! /

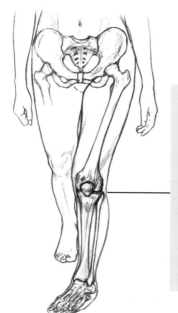

Lo notarás aquí

Rótula

Es la articulación que une las partes superior e inferior de la pierna. Desempeña un papel importante a la hora de soportar y movilizar el cuerpo. Al cargar con todo nuestro peso, se acostumbra rápidamente a los movimientos que realizamos y, por el mismo motivo, se tuerce o desajusta con facilidad.

El método Mori para lograr unas piernas sanas y esbeltas

Unas piernas tonificadas no sobresalen demasiado hacia delante ni hacia los laterales, están tersas por la cara interior y posterior, y bien definidas por debajo de las rodillas. Sin embargo, acciones como estar de pie, sentarse o caminar sobrecargan las rodillas y, por eso, las piernas tienden a desviarse.

La cadera se desvía hacia el exterior cuando se produce una rotación interna de la rótula. Cuando esto ocurre, la parte inferior de la rodilla se curva y los gemelos sobresalen. Para corregir este desajuste, es necesario llevar la rodilla hacia fuera y los dedos de los pies hacia dentro. Si consigues colocar la rodilla en la posición adecuada, la curvatura de las piernas hacia fuera desaparecerá por completo.

Truco

para moldear tu cuerpo

Para evitar que el pulgar se eleve, intenta alinear la rótula con el meñique. Si sientes que te has acostumbrado a este movimiento y cada vez te resulta más sencillo realizarlo, quiere decir que estás corrigiendo la desviación de la rodilla.

Repite cinco veces con cada pierna

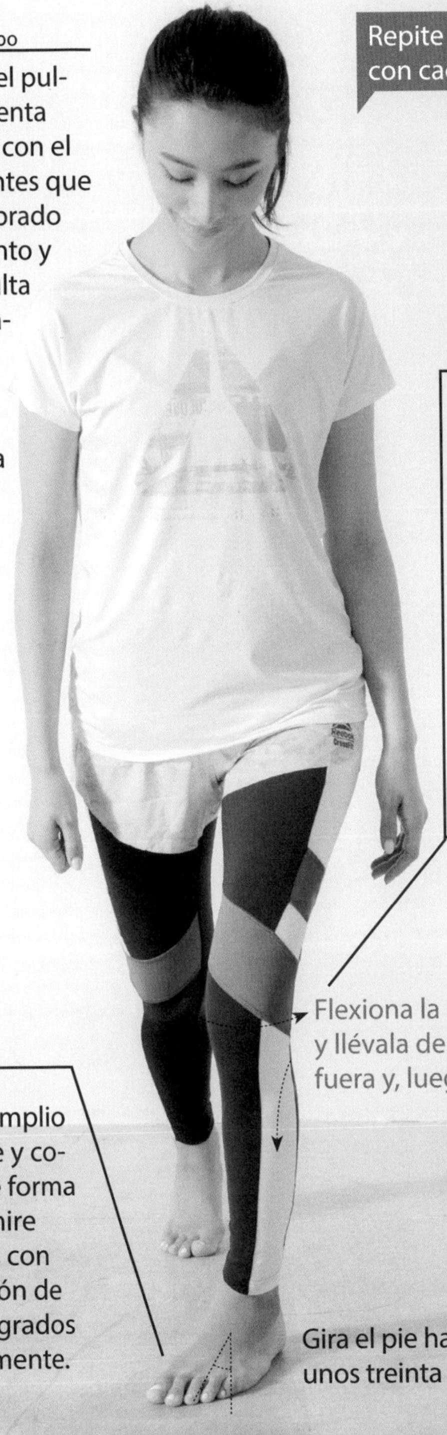

2

Flexiona la rodilla y llévala hacia delante, con la rótula alineada con el meñique. Gira la rodilla cinco veces desde dentro hacia fuera y, luego, deja caer el peso sobre ella con cuidado y flexiónala hacia delante cinco veces más.

3

Repite el proceso con la otra pierna.

Flexiona la rodilla cinco veces y llévala de dentro hacia fuera y, luego, hacia delante.

1

Da un paso amplio hacia delante y coloca el pie de forma que el arco mire hacia dentro, con una inclinación de unos treinta grados aproximadamente.

Gira el pie hacia dentro unos treinta grados.

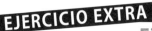

Ejercicio alternativo al estiramiento de cadera

Mantén la postura sesenta segundos

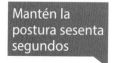

⚠ ¡CUIDADO!

No permanezcas en esta postura más de un minuto, ya que los músculos podrían tensarse

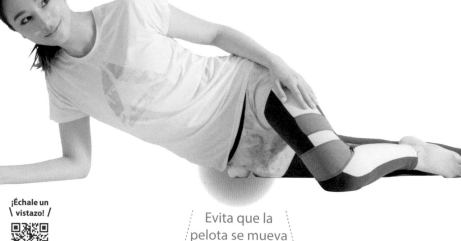

¡Échale un vistazo!

Evita que la pelota se mueva

Usa una pelota de tenis para deshacerte de las molestias musculares.

Cuando la articulación de la cadera está rígida, es difícil hacer el movimiento de rotación, y algunas personas experimentan dolor en la zona de la articulación. Si es tu caso, debes comenzar por relajar los glúteos y los demás músculos de la cadera usando una pelota de tenis.

Recuéstate sobre el lado izquierdo y coloca la pelota en la zona que hay justo entre la pelvis y la parte superior del fémur. Flexiona ligeramente la pierna derecha para que quede por delante de la izquierda y apóyate sobre el codo izquierdo para elevar el cuerpo. Mueve el cuerpo despacio sobre la pelota hasta que encuentres el punto en el que se concentra la tensión muscular, detente ahí y ejerce presión sobre la zona dejando caer tu peso sobre la pelota. Permanece en esa posición sesenta segundos, respirando con normalidad, y luego repite el proceso con el lado contrario.

Relaja las articulaciones de los pies por completo.

Al realizar el ejercicio de rotación de la rodilla alineada con el meñique del pie (p. 45), algunas personas no pueden evitar que el pulgar se levante del suelo cuando dirigen la rodilla hacia el exterior, pues la torsión a veces impide que las articulaciones del pie trabajen correctamente. A la hora de reajustar la posición de la rodilla, no solo es importante trabajar esta articulación, sino también las de todas aquellas involucradas en el movimiento de la pierna, incluidas las de los dedos de los pies.

Para ello, siéntate en el suelo con las piernas cruzadas y coloca el pulgar derecho bajo el maléolo interno del tobillo derecho (el hueso que sobresale) y presiona. Con la mano izquierda, sujeta el pie por debajo del pulgar y tuércelo con cuidado, como si escurrieras un trapo, para relajar el empeine. Repite el proceso diez veces y, luego, haz lo mismo con la pierna contraria.

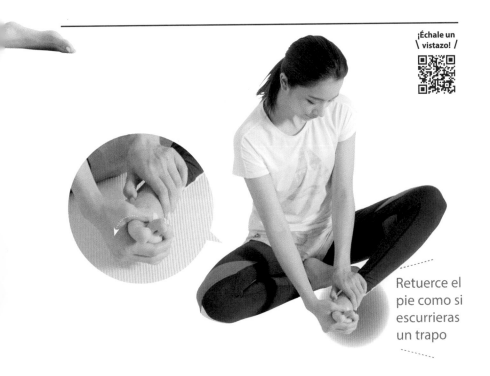

¡Échale un
\ vistazo! /

Retuerce el pie como si escurrieras un trapo

Ejercicio para corregir la elevación del pulgar

Tobillo

No importa cuánto camines: si utilizas esta articulación de forma correcta, no te cansarás.

Lo notarás aquí

Tobillo y articulación metatarsofalángica (MTF)

La articulación del tobillo, el punto de unión de la pierna con el pie, es la encargada de que podamos subir y bajar el pie. La articulación metatarsofalángica se encuentra en la base de los dedos y juega un papel clave a la hora de caminar.

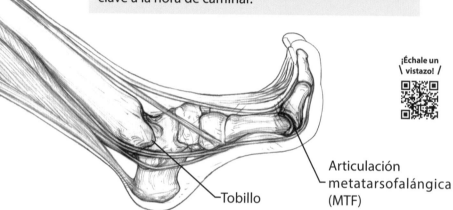

¡Échale un vistazo!

Tobillo

Articulación metatarsofalángica (MTF)

El método Mori para lograr unas piernas sanas y esbeltas

El tobillo es la articulación que nos permite flexionar y girar el pie, y, a través de una compleja combinación de movimientos, también andar, correr y saltar. Si no lo usamos correctamente, cualquier movimiento requerirá un esfuerzo adicional innecesario.

Mucha gente sobrecarga esta articulación al elevar la pierna antes de apoyar el pie en el suelo, lo cual impide el movimiento total de las articulaciones de los dedos y provoca que los gemelos ganen volumen poco a poco. Así, al aprender a usar de manera correcta los tobillos y las articulaciones de los pies, reducirás la carga y la tensión de los gemelos y conseguirás unas piernas más estilizadas.

Truco

para moldear tu cuerpo

Este es un estiramiento para aumentar la movilidad del tobillo y del pie en general. Para empezar, estira el pie y los dedos e intenta acostumbrarlos a moverse por separado.

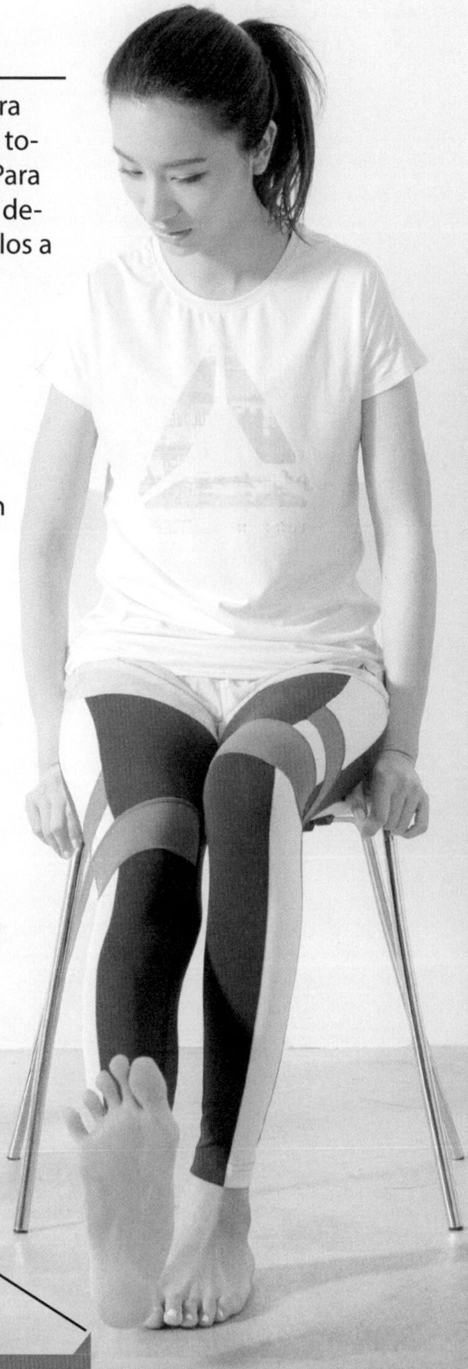

1

Siéntate en una silla, estira la pierna derecha y coloca el pie recto, con el talón hacia el suelo y los dedos hacia arriba.

2

Con los dedos mirando hacia arriba, estira el pie de manera que quede paralelo al suelo.

3

Por último, estira el pie hacia delante y crea una línea recta desde la cadera hasta la punta de los dedos.

Dos o tres sets de diez repeticiones con cada pierna

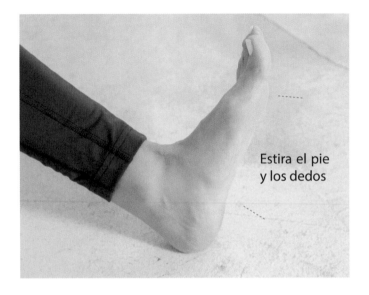

Estira el pie
y los dedos

Toma el control del pie y los dedos

Siéntate en una silla, estira la pierna derecha y coloca el pie recto, con el talón
hacia el suelo y los dedos hacia arriba.

1

Importante

○ Mantén el pie recto

✕ Evita que el tobillo mire hacia dentro y que los dedos apunten hacia fuera

Ten cuidado de no torcer el tobillo cuando practiques este ejercicio. Procura mantener una línea recta con la pierna.

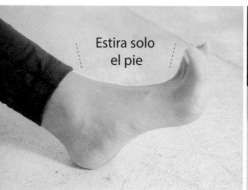

Estira solo el pie

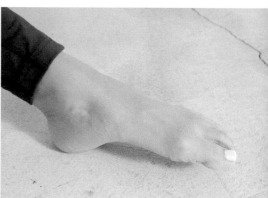

Mueve el pie y los dedos por separado

Ahora, baja el pie de forma que los dedos queden mirando hacia arriba.

Controla el movimiento de subida y bajada

Baja los dedos del pie y crea una línea recta desde el tobillo hasta los dedos. Luego, levanta los dedos y flexiona el tobillo para volver a la posición inicial. Todo este proceso es una repetición. Realiza dos o tres sets de diez repeticiones y, después, haz lo mismo con el otro pie.

Dos o tres sets de diez repeticiones con cada pierna

2   3

Pie

Al activar los músculos de la planta del pie, la carga que soportan los gemelos disminuirá notablemente.

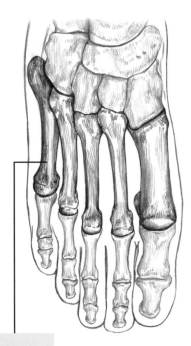

Lo notarás aquí

Metatarsos

Si palpas el empeine, notarás que hay cinco huesos largos. Estos tienen un papel clave a la hora de mover los dedos con la ayuda de los músculos.

¡Échale un vistazo!

El método Mori para lograr unas piernas sanas y esbeltas

Las personas que calzan tacones o zapatos de punta fina con frecuencia llevan los dedos comprimidos durante mucho tiempo y no pueden flexionar el pie con libertad, y esto provoca que las piernas se arqueen.

Cuando empleamos los dedos de los pies correctamente al andar, activamos el resto de músculos de la zona y la elasticidad del arco plantar permite que no se ejerza más fuerza de la necesaria.

De lo contrario, los gemelos ganarán volumen y las piernas se curvarán hacia fuera. La única manera de prevenir esto es entrenar los dedos de la forma adecuada.

Truco

para moldear tu cuerpo

Este ejercicio te ayudará a estirar los músculos de la planta del pie.

1

Siéntate en el suelo y flexiona la rodilla derecha de manera que quede cerca de tu cuerpo. Sujeta el pulgar del pie con la mano izquierda y los otros cuatro dedos, con la derecha.

2

Dobla el pulgar ligeramente hacia abajo y los otros cuatro dedos hacia arriba y viceversa. Realiza dos o tres sets de diez repeticiones cada uno.

3

Repite el proceso con el otro pie.

Dos o tres sets de diez repeticiones con cada pie

Ejercicio para ganar movilidad en los dedos del pie

¡Échale un vistazo!

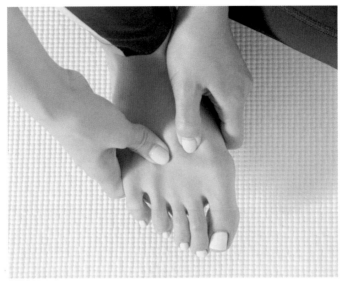

Usa las manos para relajar los metatarsos.

Algunas personas pueden levantar el dedo pulgar del pie con facilidad, pero, sin embargo, no son capaces de elevar el resto de dedos; a otras les ocurre justo lo contrario: pueden levantar todas las falanges, pero no el pulgar. En ambos casos, lo que impide levantar ciertos dedos es la falta de uso de los músculos de la planta del pie y la rigidez que sufren las articulaciones de los dedos.

A continuación tienes un estiramiento que te resultará útil para relajar los pies, sobre todo, los músculos que se encuentran entre los metatarsos, que son los huesos que conectan el talón con cada uno de los dedos. Primero, presiona con el pulgar de la mano en el espacio entre el dedo gordo y el segundo y luego suelta. Repite lo mismo en el espacio entre el segundo y el tercer dedo, el tercero y el cuarto, y este y el meñique. Te ayudará a suavizar el movimiento de los metatarsos y los músculos del pie. Practica este ejercicio de relajación después de pasar un largo día con unos tacones altos o con unos zapatos de punta estrecha para devolver la movilidad a los dedos del pie.

FUNDAMENTOS

¡Importante!

Una vez puedas mover los dedos sin ayuda de las manos, haz el ejercicio usando solo los pies.

※En el vídeo se muestra este ejercicio.

Concéntrate en los músculos de la planta del pie

Concéntrate en los músculos del empeine

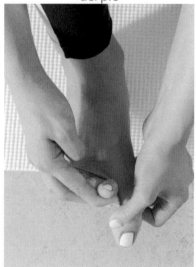

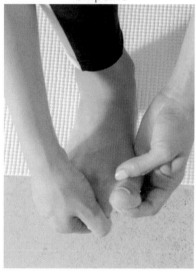

Trabaja los dedos para activar los músculos del pie

Al sujetar el pulgar y levantar los otros cuatro dedos, sentirás cómo trabajan los músculos de la planta del pie. Al hacerlo a la inversa, con el pulgar hacia arriba y los demás dedos hacia abajo, notarás que los músculos del empeine se estiran.

Dos o tres sets de diez repeticiones con cada pierna

1   2

¡Aumenta la dificultad de los estiramientos cada semana!

Rétate a ti misma y obtén resultados en treinta días

Parte
2

SUBE EL NIVEL

Una vez hayas comprendido de verdad por qué tus piernas no son como te gustaría y qué puedes hacer para mejorarlas, llega la hora del cambio.

Los estiramientos para corregir y reajustar las articulaciones que te he presentado en la primera parte son los ejercicios básicos que debes practicar cada día. Acompáñalos con los ejercicios que te propongo a continuación e incrementa el nivel de dificultad cada semana.

Si quieres moldear tu figura, es importante que realices los estiramientos correctos en el momento adecuado y no repetir lo mismo todos los días. ¿Cuál es tu objetivo ahora? Es el momento de acostumbrar a tu cuerpo a los estiramientos para estar un paso más cerca de lograr tu objetivo.

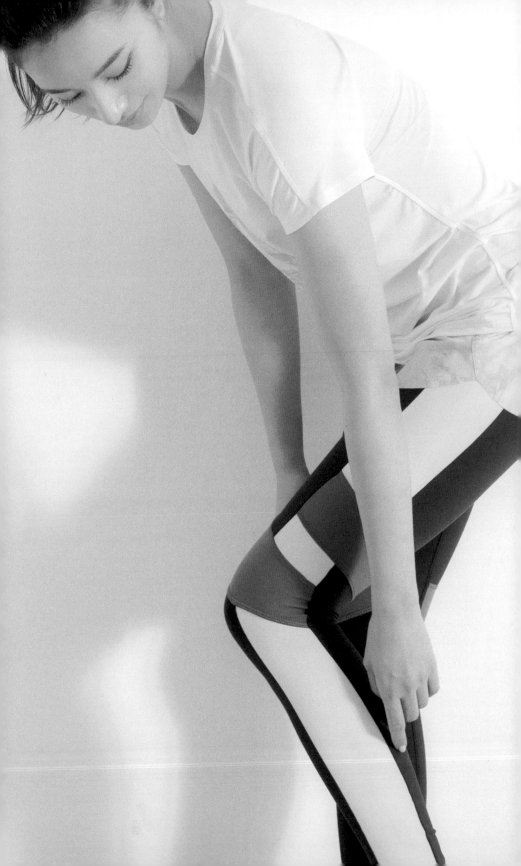

NIVEL 1

Estira

Primera semana de estiramientos

Durante el primer nivel del programa, te desharás por completo de la curvatura exterior de las piernas, el mayor obstáculo para que te veas bien con unos vaqueros ajustados.

Los ejercicios son muy sencillos y requieren poco esfuerzo, pero eso no significa que debas ignorarlos.

La cara anterior de los muslos y los gemelos se tensa como consecuencia de haberlos sobrecargado. Si ese es el caso, ahora es el momento de destensarlos. Para ello, asegúrate de relajar los músculos que trabajes y de usar de manera apropiada el resto de grupos musculares que intervengan de manera indirecta en el estiramiento.

Cara anterior del muslo

Al caminar, los músculos de la pierna se tensan. Para reducir la sobrecarga, es necesario relajarlos.

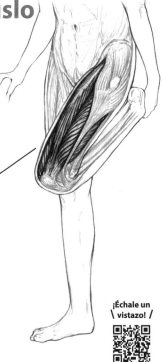

¡Échale un vistazo!

Lo notarás aquí

Cuádriceps

Este es el nombre común con el que se conoce a los cuatro músculos que se localizan en la cara anterior del muslo. De estos, el vasto intermedio es el que se ubica en la parte central, donde se concentra toda la tensión al caminar con tacones, pues el peso se carga hacia delante por el desplazamiento del eje del cuerpo.

El método Mori para lograr unas piernas sanas y esbeltas

A muchas mujeres les preocupa el aspecto de sus piernas, en especial la silueta de perfil, pues, en ese caso, se aprecia más el exceso de volumen en el tren inferior, especialmente cuando visten con unos pantalones ajustados.

Este exceso de volumen en la cara anterior tiene tres causas: la torsión de la articulación de la cadera, la presión que se ejerce de manera involuntaria en la cara posterior de las piernas al realizar determinados movimientos y el uso incorrecto de los glúteos y abdominales. Cuando todo esto ocurre, el cuerpo soporta la mayor parte del peso en la zona delantera de las piernas, cuyos músculos hacen todo lo posible para trabajar correctamente a pesar de la sobrecarga.

Al estirar los muslos y activar los abdominales, relajarás los cuádriceps, tonificarás los glúteos y, gracias a ello, te resultará más fácil corregir la torsión de la cadera. Así, reducirás la carga en la parte delantera de las piernas y activarás los músculos posteriores.

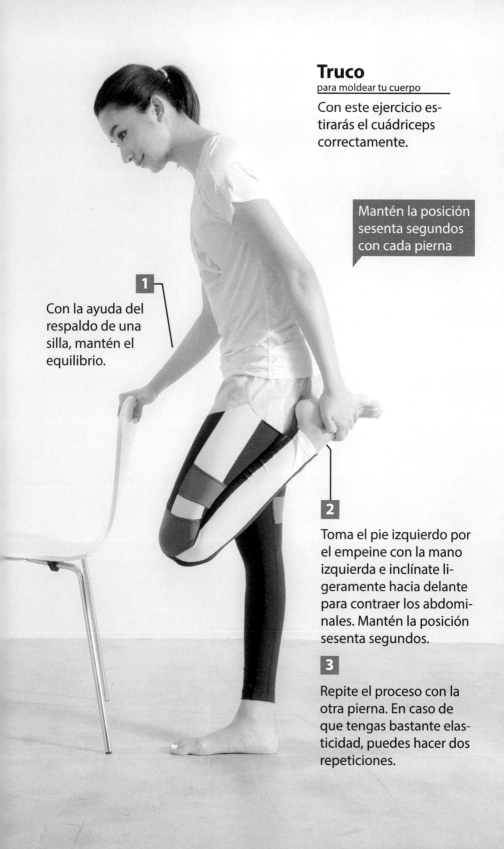

Truco
para moldear tu cuerpo

Con este ejercicio estirarás el cuádriceps correctamente.

Mantén la posición sesenta segundos con cada pierna

1 Con la ayuda del respaldo de una silla, mantén el equilibrio.

2 Toma el pie izquierdo por el empeine con la mano izquierda e inclínate ligeramente hacia delante para contraer los abdominales. Mantén la posición sesenta segundos.

3 Repite el proceso con la otra pierna. En caso de que tengas bastante elasticidad, puedes hacer dos repeticiones.

Gemelos

Al reajustar la posición de la rodilla, eliminarás la curvatura de la parte inferior.

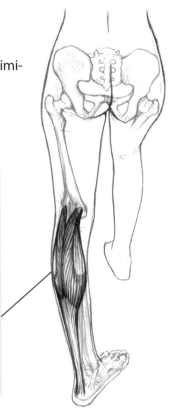

Lo notarás aquí

Gastrocnemio

Cuando te pones de puntillas, se activa un músculo de la cara posterior de la pierna, el gastrocnemio, que también se utiliza para acciones tan básicas como caminar, correr o doblar y estirar el tobillo. Este músculo es el que provoca la curvatura de la parte inferior de la pierna cuando sobrecargamos el tobillo al correr o al andar.

¡Échale un
\ vistazo! /

El método Mori para lograr unas piernas sanas y esbeltas

Una de las mayores preocupaciones respecto a la parte inferior de las piernas es la curvatura externa, que a menudo se debe, como ya hemos visto, a una rotación inadecuada de la rodilla. Mediante estiramientos localizados, es posible rectificar la torsión de la rodilla y reajustar la postura de la pierna.

Las personas con las piernas arqueadas hacia fuera desarrollan mucho los músculos debido a una sobrecarga del tobillo. El uso frecuente de zapatos rígidos, como, por ejemplo, los de cuero, dificulta el correcto movimiento de los dedos y provoca una sensación similar a la de tener los pies vendados. El estiramiento del gastrocnemio te ayudará tanto a recuperar la elasticidad perdida por el sobreesfuerzo como a suavizar el movimiento de los tobillos. Gracias a esto, además, reducirás la hinchazón y sentirás una mayor sensación de alivio en las piernas.

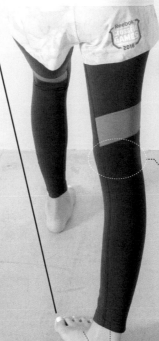

Truco
para moldear tu cuerpo

Si levantas el pulgar del suelo, intenta inclinar el pie veinte grados en lugar de treinta.

Con este ejercicio, estirarás la cara posterior de la pierna, desde el tobillo a la rodilla.

1

Colócate delante de una pared y apoya ambas manos en ella. Ahora, da un paso amplio hacia atrás con la pierna derecha.

2

Con el talón apoyado en el suelo, gira los dedos hacia dentro unos treinta grados para que la rodilla y el dedo meñique queden alineados. Estira la rodilla y mantén la posición sesenta segundos.

3

Repite el ejercicio con la otra pierna. Asegúrate de que la rótula mira en todo momento hacia delante.

Mantén la posición sesenta segundos con cada pierna

La rótula debe mirar hacia delante.

Gira el pie hacia dentro unos treinta grados.

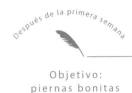
Pasamos la mayor parte del día de pie y el simple hecho de flexionar ligeramente las rodillas **tiene un efecto considerable en la postura corporal.**

Cuando te levantas y mantienes una postura erguida, eres consciente de que tienes la espalda recta, ¿verdad? Esto es importante, por supuesto, pero a menudo tendemos a pasar por alto la posición de las rodillas. Muchas personas inclinan demasiado esta articulación hacia dentro cuando se ponen de pie; algunas incluso doblan el codo hacia atrás cuando lo estiran. Este fenómeno se produce porque las articulaciones son hiperlaxas. Cuando las personas con esta movilidad articular estiran la rodilla por completo, el muslo se proyecta hacia delante, lo cual provoca que la articulación de la cadera se vuelva rígida y que el muslo se tense.

Tanto si es tu caso como si no, cuando estés de pie deberías doblar ligeramente las rodillas, sin que la flexión se aprecie de perfil. Este simple cambio tiene un efecto considerable en nuestra postura corporal. Con las rodillas completamente estiradas, distribuimos el peso hacia el exterior del pie, mientras que, si las doblamos, lo repartimos por toda la extremidad. Esto se debe a que, al estirar por completo las rodillas, desplazamos nuestro centro de gravedad, lo que origina una tensión muscular que lleva a ciertas personas a desarrollar en exceso la musculatura de los muslos. Al reducir la tensión sobre la zona, sentirás las piernas más ligeras, reducirás la hinchazón y te verás mejor.

NIVEL 2
Estira

Segunda semana de estiramientos

El segundo nivel del programa se centra en la relajación de las caras interna y posterior de los muslos. Los músculos de estas zonas se debilitan a causa de la desviación de la articulación coxofemoral, y esto resulta en flacidez, una de las principales preocupaciones a la hora de lucir unos pantalones ajustados.

Antes de embarcarte en el segundo nivel, debes tener en cuenta que los músculos se contraen en la dirección contraria a la que se estiran. Con esto en mente, te resultará más sencillo reajustar la articulación de la cadera y moldear tu figura.

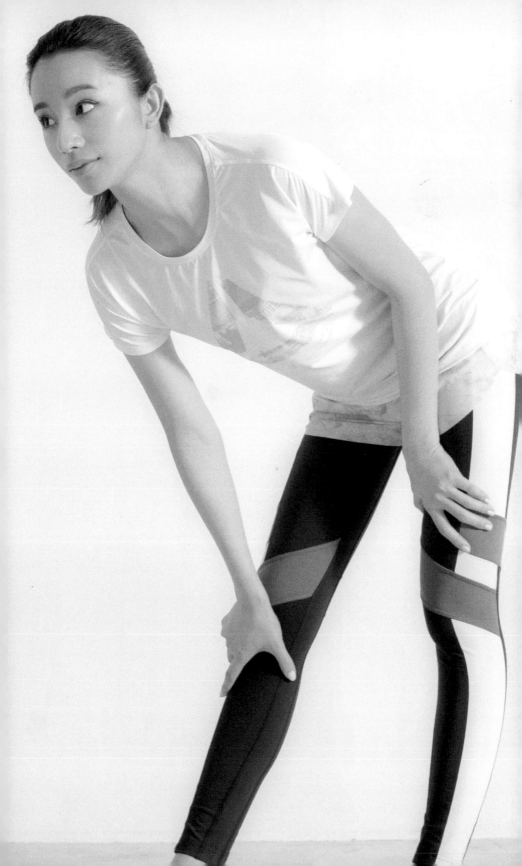

Cara interior del muslo

Al trabajar la flexibilidad de esta zona, dejarás de sentirte tan rígida.

¡Échale un
\ vistazo! /

Lo notarás aquí

Aductores

Se trata de un grupo de músculos en la parte interior del muslo, en la ingle, formado por los aductores corto, largo y mayor. Cuando se da una rotación interna de la articulación coxofemoral, es particularmente difícil trabajarlos.

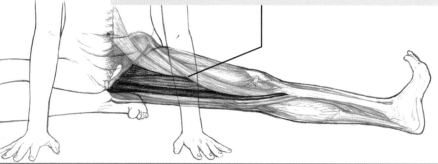

El método Mori para lograr unas piernas sanas y esbeltas

A algunas personas les preocupa acumular grasa localizada en la cara interna de los muslos debido a la rotación externa de la pierna, una alteración común entre quienes sufren de una desviación hacia el interior de la articulación de la cadera.

Si esto ocurre, la cadera tira de los glúteos, que se tensan y se vuelven más difíciles de activar. Lo mismo sucede con los grupos musculares de las caras interior y posterior de los muslos. En conjunto, todo ello deriva en una acumulación progresiva de grasa en la zona.

Como consecuencia, los músculos pierden elasticidad y se «endurecen». Las claves para trabajar los aductores son tres: la rotación externa de la articulación coxofemoral, la correcta contracción de los glúteos y la inclinación anterior de la pelvis. Si trabajas todos estos aspectos, reajustarás tu postura y los músculos de la cara interna de las piernas recuperarán flexibilidad.

Truco
para moldear tu cuerpo

Con este ejercicio, trabajarás los músculos del interior del muslo.

Abre la pierna todo lo posible. Es muy importante que la cadera esté bien apoyada en el suelo y que evites separarla del suelo.

2

Con la cadera fija en el suelo, inclina el tronco hacia delante y permanece en esta posición sesenta segundos, respirando con normalidad. Repite el proceso con la otra pierna.

Los dedos del pie deben mirar hacia el techo.

Asegúrate de rotar la articulación de la cadera hacia el exterior al sentarte sobre la pelvis.

1

Siéntate en el suelo con las piernas estiradas. Dobla la rodilla izquierda y apoya ambas manos en el suelo por delante del cuerpo.

3

Si no puedes inclinarte hacia delante sin despegar la cadera del suelo, coloca un cojín bajo los glúteos para ayudarte.

Isquiotibiales

Al reducir la flacidez de estos músculos, reducirás el volumen de la cara
posterior de los muslos.

Lo notarás aquí

Bíceps femoral

El bíceps femoral, uno de los tres que
componen el tendón de la corva, es el
más extenso de los cuatro músculos
en la cara posterior del muslo. Además, es el principal responsable de los
movimientos de la articulación coxofemoral y de la flexión de la rodilla.

¡Échale un
\ vistazo! /

El método Mori para lograr unas piernas sanas y esbeltas

En la parte posterior del muslo se encuentra el bíceps femoral, un
músculo muy extenso que tiende a contraerse y a volverse rígido
debido a la rotación interna de la cadera y a la rotación externa de
la articulación de la rodilla. Cuando se produce un desajuste en la
pierna, cualquier movimiento, ya sea de flexión o de extensión, se
realiza de manera inadecuada.

Muchas personas estiran la cara interna de las piernas y se ol-
vidan de la externa, lo que a menudo genera un desequilibrio en
la flexibilidad muscular. Con este ejercicio, al trabajar por igual las
partes posterior y externa de los muslos, corregirás las rotaciones
tanto de la rodilla como de la cadera.

Repite a derecha e izquierda y mantén sesenta segundos.

Truco
para moldear tu cuerpo

Con este estiramiento trabajarás los músculos posteriores y exteriores de la pierna.

Si no llegas a tocar el pie izquierdo con la mano derecha, puedes agarrarte la espinilla.

Estírate hasta tocar los dedos del pie o la espinilla.

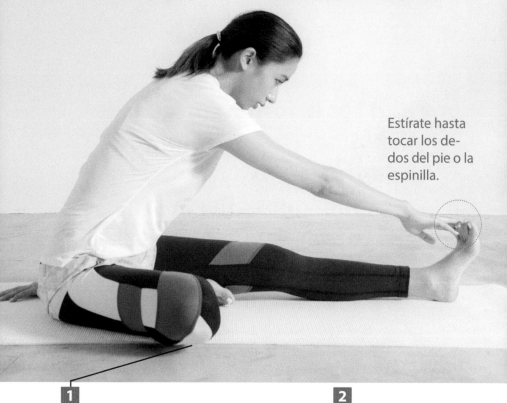

1

Siéntate en el suelo con las piernas estiradas hacia delante y flexiona la rodilla izquierda. Sin mover la cadera, inclina el tronco hacia delante y extiende la mano derecha hasta tocar el dedo meñique del pie derecho. Permanece en esa posición sesenta segundos y, luego, repite el proceso con la otra pierna.

2

Si no puedes inclinarte hacia delante sin despegar la cadera del suelo, coloca un cojín bajo los glúteos para ayudarte.

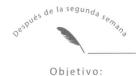
¿Cuál es la forma correcta de
sentarse? No es complicado
adoptar la postura correcta.
Solo debes llevar la
pelvis hacia delante y distribuir
el peso correctamente
en las piernas.

Son muchos los detalles que debes tener en cuenta para mantener una postura correcta al estar sentada: apoyar correctamente el isquion —el hueso inferior de la cadera—, la forma que debería tener el asiento, no apoyarte en el respaldo o sentarte con las rodillas niveladas son algunos de ellos. Sin embargo, nadie aguanta en una postura así durante mucho tiempo.

Cuando permaneces mucho tiempo en la misma postura, los músculos acumulan tensión en zonas concretas y el cansancio se extiende por todo el cuerpo. En otras palabras: mantener una buena postura no garantizará que tu cuerpo no se canse. Lo que sí te aseguro es que lo mejor es sentarse con la pelvis inclinada hacia delante y distribuyendo correctamente el peso en las piernas, con lo que la espalda permanece recta de forma natural. No obstante, no es recomendable mantener esta posición durante largos periodos de tiempo. Lo mejor es cambiar de postura con regularidad para asegurar que los músculos no se tensen.

Por otra parte, la postura adecuada para sentarse en el suelo es con las piernas cruzadas —así, la articulación de la cadera mantiene la rotación externa—, como en la asana del zapatero. La postura en L, como en la asana del bastón, podría parecer más apropiada, pero permanecer sentada mucho tiempo con las piernas estiradas genera tensión en los cuádriceps y las rodillas, un efecto contrario al deseado.

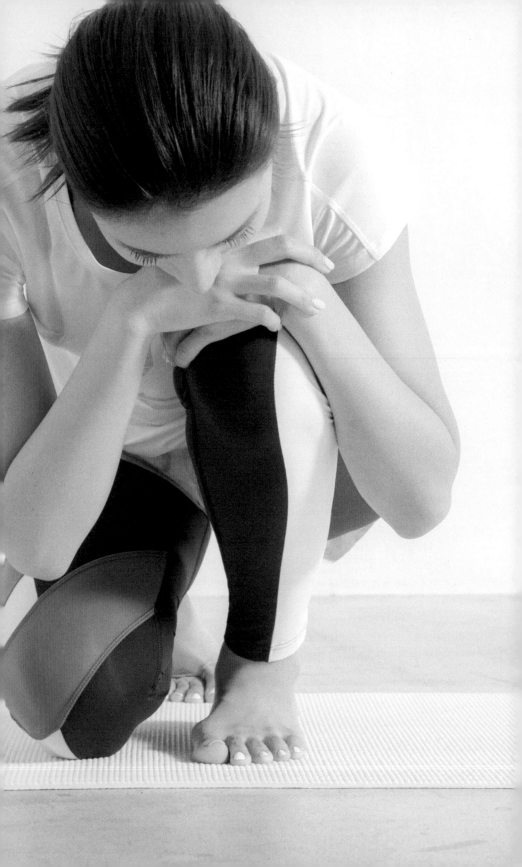

NIVEL 3
Estira

Tercera semana de estiramientos

¡Subamos el nivel poco a poco! Si ya dominas los cuatro estiramientos básicos, a partir de la tercera semana notarás mucho más los efectos.

Durante esta semana prestaremos especial atención a corregir la torsión de la articulación de la cadera, pues es la que condiciona la postura y la forma de las piernas. Si no la rectificamos, te resultará imposible conseguir las piernas esbeltas que siempre has deseado. Con los ejercicios que encontrarás a continuación, relajarás aquellos músculos inactivos a causa de la torsión y reajustarás la articulación.

Cara exterior del muslo

Reduce la tensión en esta zona y
siente las piernas más ligeras.

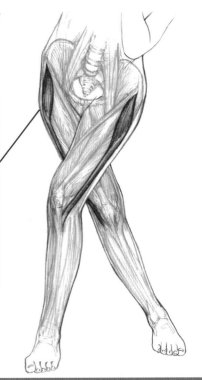

Lo notarás aquí

Vasto exterior

Este músculo empieza en la
cadera y recorre la cara exterior del muslo y la rodilla hasta
llegar a la tibia. Su función es
la de sostener la pierna cuando la apoyamos en el suelo.
Cuando no caminamos bien,
se sobrecarga y se vuelve rígido con facilidad.

¡Échale un
\ vistazo! /

El método Mori para lograr unas piernas sanas y esbeltas

El principal enemigo de aquellas personas que quieren lucir pantalones ajustados son unas piernas arqueadas y unos músculos exce-
sivamente voluminosos. Y ¿a qué se debe esta alteración? Cuando
la articulación de la cadera rota hacia el interior, además de que la
posición de la pierna se desvía y se pierde elasticidad, el vasto exterior trabaja más que los aductores y se produce una sobrecarga.

Las personas con las piernas en forma de O (*genu varum*) sufren
de una rotación de la articulación coxofemoral hacia el exterior,
mientras que, en el caso de quienes tienen las piernas en forma de
X (*genu valgum*), la articulación se proyecta hacia delante y hacia el
interior, lo que provoca una sobrecarga muscular y la curvatura de
las piernas hacia el exterior. Para reducir la tensión y devolver los
músculos a su estado original, es necesario realizar estiramientos
con los que las articulaciones vuelvan a su posición natural.

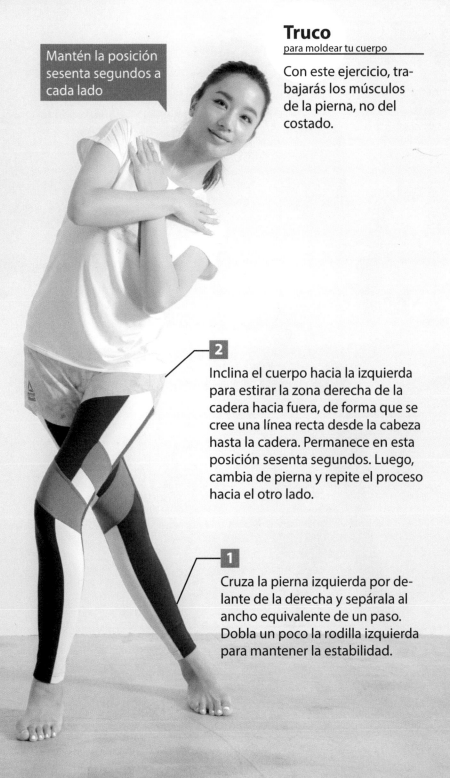

Mantén la posición sesenta segundos a cada lado

Truco
para moldear tu cuerpo

Con este ejercicio, trabajarás los músculos de la pierna, no del costado.

2 Inclina el cuerpo hacia la izquierda para estirar la zona derecha de la cadera hacia fuera, de forma que se cree una línea recta desde la cabeza hasta la cadera. Permanece en esta posición sesenta segundos. Luego, cambia de pierna y repite el proceso hacia el otro lado.

1 Cruza la pierna izquierda por delante de la derecha y sepárala al ancho equivalente de un paso. Dobla un poco la rodilla izquierda para mantener la estabilidad.

Cruza las piernas

Para colocarte en la posición inicial da un paso hacia la izquierda con la pierna derecha, de modo que queden cruzadas. Flexiona la izquierda ligeramente y apoya el peso sobre ella. Cruza las manos sobre el pecho para ganar estabilidad.

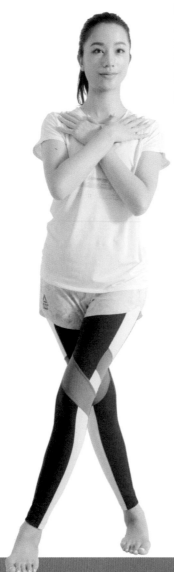

1

Al relajar la cadera, sentirás cómo se estira el vasto exterior

Relaja la cadera para que se abra un poco hacia el exterior y crea una línea recta desde la cabeza hasta la cadera. Permanece en esta posición sesenta segundos. Luego, cambia de pierna y repite el proceso hacia el otro lado.

Inclina el tronco para crear una línea recta con la cadera.

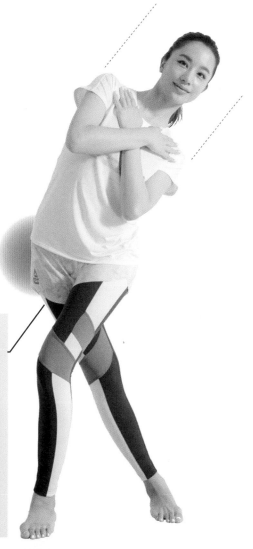

Repite a ambos lados durante sesenta segundos.

Relaja la cadera libre y ábrela hacia el lateral para estirarla.

Lo notarás aquí

O Estira el vasto exterior.

X El estiramiento no trabaja los costados del torso

Para realizar el ejercicio correctamente, evita doblar el tronco. El objetivo es crear una línea recta desde la cabeza hasta la articulación coxofemoral, y, para eso, solo necesitas desplazar la cadera un poco hacia el lado. Si haces fuerza con los aductores, te resultará más fácil estirar la cara exterior de la pierna.

2

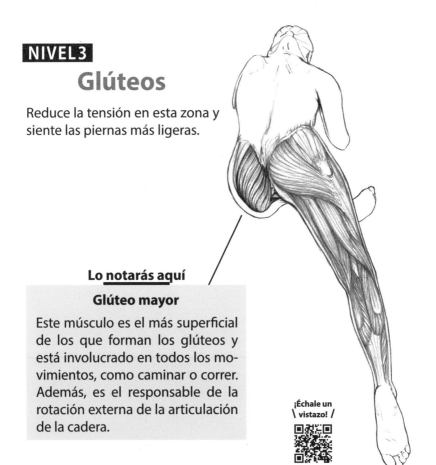

Glúteos

Reduce la tensión en esta zona y siente las piernas más ligeras.

Lo notarás aquí

Glúteo mayor

Este músculo es el más superficial de los que forman los glúteos y está involucrado en todos los movimientos, como caminar o correr. Además, es el responsable de la rotación externa de la articulación de la cadera.

¡Échale un vistazo!

El método Mori para lograr unas piernas sanas y esbeltas

En los casos en que la articulación de la cadera está desviada hacia el interior, los efectos de cualquier actividad deportiva se reducen a la mitad. Debido a la rotación de la cadera, el cuerpo asimila que esa es su posición neutra y el muslo se curva hacia el exterior. En consecuencia, la actividad y el uso de los músculos de la cara interior y posterior de los muslos se reducen y la posición de las piernas se desvía.

Cuanto más se prolonga en el tiempo la desviación de la articulación coxofemoral, más complicado resulta rectificarla. Con el paso del tiempo, los músculos estarán cada vez más rígidos, en especial los de la parte posterior de la cadera, que impedirán movilizarla de forma adecuada, lo que provocará la curvatura de las piernas. Al estirar y reajustar los glúteos, la articulación de la cadera volverá a rotar hacia el exterior y reducirás la desviación de la posición de las piernas.

Truco

para moldear tu cuerpo

Este ejercicio te ayudará a estirar los glúteos en profundidad.

Si no puedes colocar la rodilla en un ángulo de noventa grados, flexiónala tanto como puedas.

1

Ponte de rodillas con las manos apoyadas en el suelo. En esta postura, dobla la rodilla izquierda de manera que forme un ángulo de noventa grados y que quede perpendicular a la pierna contraria. Inclina la cadera hacia delante. Los codos deben quedar por detrás de los hombros.

El glúteo no debe apoyarse en el suelo.

2

Desliza la cadera hacia delante y permanece en esta posición sesenta segundos. Visualiza cómo la articulación encaja dentro de la pelvis.

La rodilla no llega a estirarse del todo.

3

Repítelo dos o tres veces y, luego, repite el proceso con la otra pierna.

Dos o tres repeticiones con cada pierna durante sesenta segundos

Gemelos

Si te apoyas correctamente sobre el gastrocnemio y los demás músculos de la parte inferior de la pierna, conseguirás unas piernas más esbeltas.

Lo notarás aquí

Sóleo

Cuando te pones de puntillas, el sóleo y el gastrocnemio se contraen uno contra el otro. Al estar ubicado en la parte interna de la pierna, el sóleo es un músculo muy difícil de estirar.

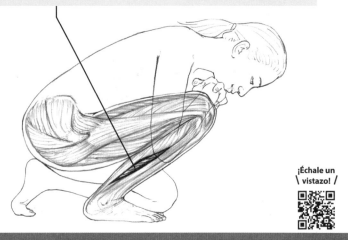

¡Échale un
\ vistazo! /

El método Mori para lograr unas piernas sanas y esbeltas

La clave para estilizar los gemelos es activar tanto el sóleo como el gastrocnemio, dos músculos que los conforman. El gastrocnemio es el más superficial y, cuando se pisa muy fuerte con el talón y se sobrecarga el tobillo, se ejercita en exceso y se inflama. Por el contrario, en la parte interna de la pierna se encuentra el sóleo, que es muy rígido y, por tanto, difícil de fortalecer.

Si practicas estos ejercicios con constancia, activarás el sóleo, lo dotarás de mayor elasticidad y la curvatura y la hinchazón de las piernas desaparecerán. En definitiva, para conseguir esas piernas de ensueño es fundamental estirar correctamente los gemelos.

Truco

para moldear tu cuerpo

Con este ejercicio, sentirás cómo se estira poco a poco la parte interna de los gemelos. Cuando lo realices, la rodilla debe quedar alineada con el tobillo. No permitas que gire hacia dentro.

Dos o tres repeticiones de sesenta segundos con cada pierna

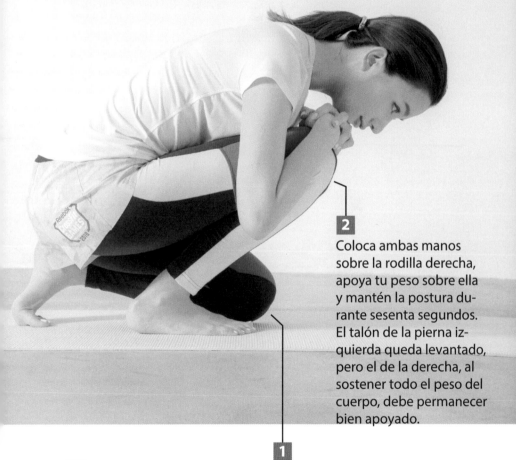

2

Coloca ambas manos sobre la rodilla derecha, apoya tu peso sobre ella y mantén la postura durante sesenta segundos. El talón de la pierna izquierda queda levantado, pero el de la derecha, al sostener todo el peso del cuerpo, debe permanecer bien apoyado.

3

Haz dos o tres repeticiones y, luego, cambia de pierna.

1

Arrodíllate en el suelo, deja la pierna izquierda en el sitio y flexiona la derecha para apoyar el pie.

83

Elevación de cadera

Al contraer estos músculos, que suelen estar siempre relajados, trabajarás tres zonas diferentes.

Lo notarás aquí

Abdominales, glúteo mayor y recto femoral

El objetivo principal de este ejercicio es trabajar los abdominales, los glúteos mayores y el recto femoral (el músculo delantero del cuádriceps). Debido a la rotación interna de la articulación coxofemoral, los abdominales y los glúteos mayores apenas se ejercitan mientras que el recto femoral sufre un sobreesfuerzo.

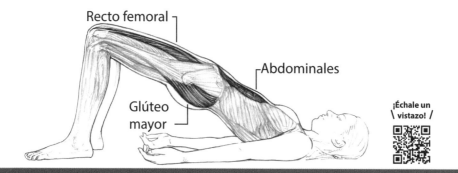

Recto femoral

Abdominales

Glúteo mayor

¡Échale un vistazo!

El método Mori para lograr unas piernas sanas y esbeltas

Este ejercicio permite trabajar varios grupos musculares a la vez y devuelve a la cadera la capacidad de rotar hacia fuera. El secreto definitivo para unas piernas bonitas se encuentra en los glúteos, unos músculos que no se pueden trabajar bien si la articulación coxofemoral está desviada. Además de estos músculos, los de la cara interna y posterior de las piernas, así como los abdominales, también son difíciles de estimular. Por ello, las personas cuya articulación coxofemoral está desviada hacia dentro se enfrentan a tres intimidantes rivales: los glúteos caídos, el vientre flácido y las piernas desalineadas y voluminosas.

Con este ejercicio, contraerás los glúteos y los abdominales mientras que el recto femoral, en el cuádriceps, se estirará. En otras palabras: este ejercicio fomenta los movimientos opuestos a aquellos que resultan de la rotación interna de la cadera.

Dos o tres repeticiones de sesenta segundos cada una

Al contraer los glúteos, activarás la zona abdominal y estirarás el recto femoral.

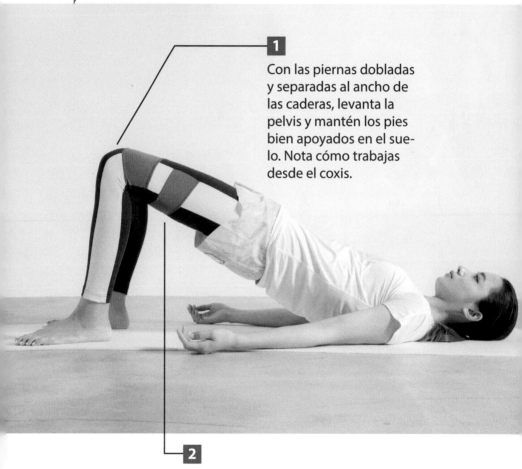

1 Con las piernas dobladas y separadas al ancho de las caderas, levanta la pelvis y mantén los pies bien apoyados en el suelo. Nota cómo trabajas desde el coxis.

2 Aguanta sesenta segundos en esta posición. Así, trabajarás a la vez los glúteos mayores y los abdominales y estirarás el recto femoral, por lo que podrás corregir las desviaciones de todas estas zonas a la vez.

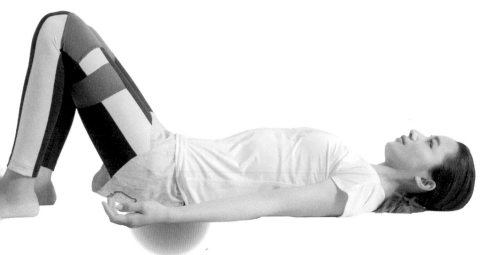

Inclina la pelvis
hacia atrás para
activar los
abdominales

Túmbate en el suelo con las piernas dobladas

En esta posición, separa las rodillas al ancho de las caderas, dobladas de manera que formen un ángulo menor de noventa grados. Cuando levantes la cadera, la rodilla debe quedar alineada con el talón.

1

Lo notarás aquí

O Trabaja la zona abdominal
X Procura no hundir la cadera
Si no activas los abdominales, la cadera caerá. Usa las manos para darle una mayor estabilidad al centro de tu cuerpo. De esta forma, podrás concentrar toda la fuerza en el abdomen.

El cuello y la rodilla quedan unidos por una línea recta imaginaria

No despegues el talón del suelo

Activa los glúteos tanto como puedas y mantén la posición

Dos o tres repeticiones de sesenta segundos cada una

Activa la cadera para elevar el cuerpo y ayúdate de las manos para mantener la posición
Para levantar las caderas, inicia el movimiento desde el coxis y contrae los abdominales para que la cadera no se hunda y el recto femoral se estire. Haz dos o tres repeticiones y mantén la postura sesenta segundos. Para recuperar la posición original, baja poco a poco desde la parte alta de la espalda hasta apoyar la cadera en el suelo.

2

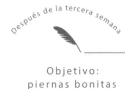
Objetivo:
piernas bonitas

Cada persona sube las escaleras a su manera, pero si inclinas la pelvis hacia delante, ascenderás más rápido. **Es la mejor forma de hacerlo.**

Al subir las escaleras, si apoyas toda la superficie del pie, el cuerpo tendrá más estabilidad y la articulación coxofemoral y los glúteos trabajarán con facilidad. Sin embargo, cuando se usan tacones es más sencillo subirlas si se traslada el peso hacia la parte delantera del pie, con lo que el centro de gravedad se desplaza rápidamente a la zona frontal de las piernas.

A menudo, cuando subimos escaleras, nos centramos en los movimientos de levantar, apoyar y estirar la extremidad que va delante, lo que genera cansancio y pesadez en la parte delantera de las piernas. No obstante, en realidad, la pierna que realmente nos permite subir las escaleras es la trasera. Al apoyar el pie en el suelo, la fuerza que se ejerce es la que hace posible el efecto rebote, como si un resorte activara los glúteos y la articulación de la cadera de forma natural. Como resultado, toda la parte posterior del cuerpo se moviliza y trabaja.

Si la cadera se balancea al caminar, es una señal de que la pelvis se ha visto afectada por la rotación de la articulación. Lo ideal sería mantener la cadera recta, con las vértebras lumbares y el hueso del pubis alineados y perpendiculares al suelo. En esta posición, los músculos de la cadera y los glúteos mayores trabajan y se reduce la sobrecarga de las caras anterior y exterior de las piernas.

NIVEL 4
Estira

Última semana de estiramientos

A lo largo de las últimas tres semanas, has reunido una colección variada de estiramientos. Si encuentras algún ejercicio de este bloque que no puedas realizar, retoma los estiramientos básicos que ya has aprendido, pues solo podrás avanzar si las bases están bien asentadas. De lo contrario, obtendrás el efecto contrario al deseado e, incluso, podrías retroceder.

Al corregir y reajustar la rotación de la articulación de la cadera, la articulación de la rodilla también se reorienta y se acaba con la desviación de las piernas, los gemelos voluminosos y los glúteos caídos. ¡Con estos estiramientos, sacarás el máximo partido a tus piernas!

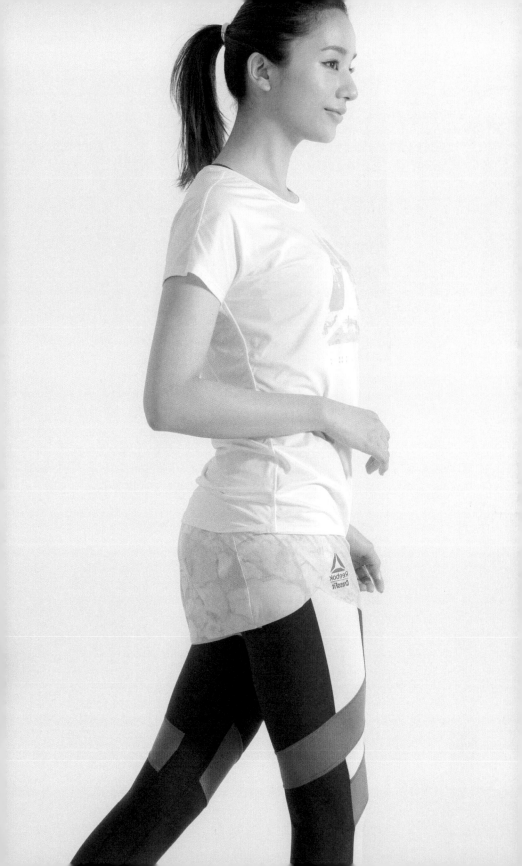

Rodilla

Consigue unas piernas más esbeltas y unos gemelos menos voluminosos, y reduce la rotación de las articulaciones de la cadera y las rodillas.

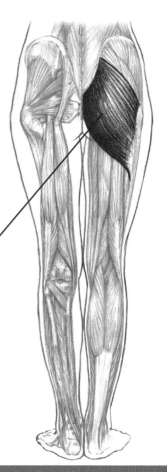

Lo notarás aquí

Glúteo mayor

Al contraer los glúteos, activarás los glúteos mayores y corregirás la rotación externa de la articulación coxofemoral. De todos los estiramientos correctivos, los que ejercitan los glúteos mayores son los más importantes y efectivos.

¡Échale un
\ vistazo! /

El método Mori para lograr unas piernas sanas y esbeltas

El estiramiento básico para la rodilla que he presentado en la parte anterior (pp. 44-45) sirve para trabajar ambas piernas y tonificar los glúteos a la vez. Si no puedes realizar el siguiente ejercicio, no dudes en volver al inicio y recuperar el estiramiento básico.

Este ejercicio es muy eficaz para reajustar la articulación de la cadera, pues corrige la torsión de la cadera y activa los glúteos.

En el caso de tener las piernas con forma de X con una desviación muy pronunciada, al corregir el desajuste conseguirás que la parte inferior de las piernas se vea más bonita. Si tienes las piernas en forma de XO o en O, activar los glúteos estimulará la articulación de la cadera para que rote hacia fuera, con lo que corregirás la curvatura de las piernas.

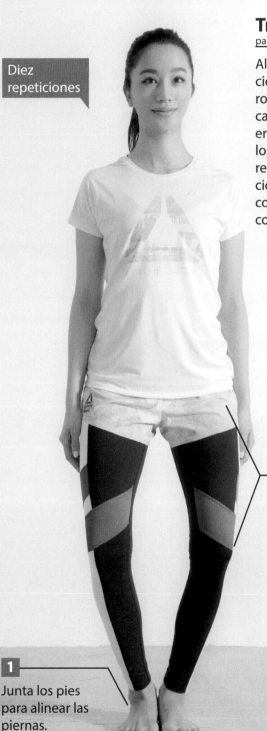

Truco
para moldear tu cuerpo

Al reajustar la posición de las rodillas, la rotación interna de la cadera desaparece. Si eres capaz de trabajar los glúteos, esto quiere decir que la desviación de la articulación coxofemoral se ha corregido.

2

Dobla las rodillas de manera que las rótulas queden separadas y activa los glúteos. De esta forma, corregirás la rotación externa de las rodillas y la rotación interna de la cadera.

1

Junta los pies para alinear las piernas.

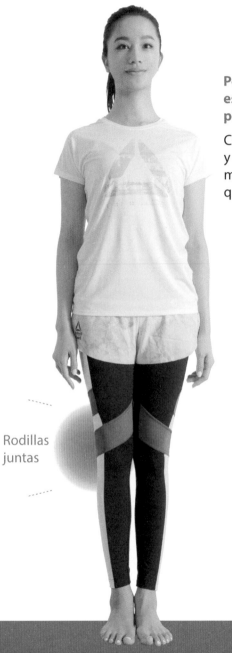

Ponte de pie con las piernas estiradas y las rodillas y los pies juntos

Colócate de pie, con los pies y las rodillas alineados, de modo que las rodillas se toquen. Flexiónalas ligeramente.

Rodillas juntas

1

Reajusta la rodilla y la articulación de la cadera con un solo ejercicio

Dobla la rodilla para que la rótula se mueva hacia delante y activa los glúteos. Regresa a la posición inicial. Repite diez veces.

Diez repeticiones

Lo notarás aquí

Cuando separes las rodillas, evita que el dedo pulgar se despegue del suelo. Al tensar los glúteos, eleva la pelvis para trabajarlos todavía más.

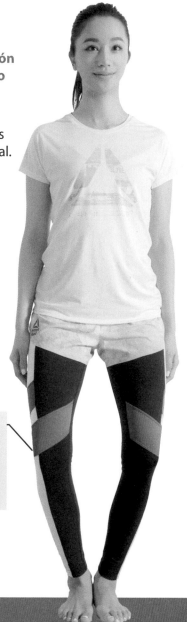

2

Cadera

Tu pisada será más precisa y efectiva si usas los músculos de la zona de la cadera correctamente.

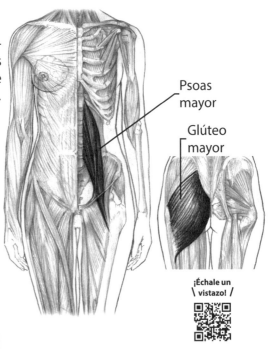

Psoas mayor

Glúteo mayor

¡Échale un vistazo!

Lo notarás aquí

Psoas mayor y glúteo mayor

Cuando separas las piernas ampliamente, consigues más estabilidad en el tronco, pues activas el psoas —el músculo que une la zona lumbar y la parte alta de la pierna— y los glúteos. Esto reduce la carga en los muslos y los gemelos.

El método Mori para lograr unas piernas sanas y esbeltas

Con cada paso, activas el psoas mayor de una pierna a la vez que el glúteo mayor de la contraria, y viceversa. Estos dos músculos funcionan con movimientos contrapuestos, los que permiten el cambio de peso y que el cuerpo avance.

Sin embargo, si el psoas mayor no funciona bien, el glúteo tampoco lo hará, lo que impedirá un correcto balanceo del cuerpo. Como consecuencia, se sobrecargarán las partes delantera y externa de las piernas y de los gemelos, y empeorará la circulación sanguínea. Para evitar esto, es necesario que la articulación coxofemoral y las rodillas estén ajustadas y que el tronco esté activado.

Al llevar una pierna hacia delante y otra hacia atrás, los mismos músculos que se utilizan al caminar se ejercitan de una forma similar. Este ejercicio te ayudará a recuperar la postura original del psoas mayor y de los glúteos.

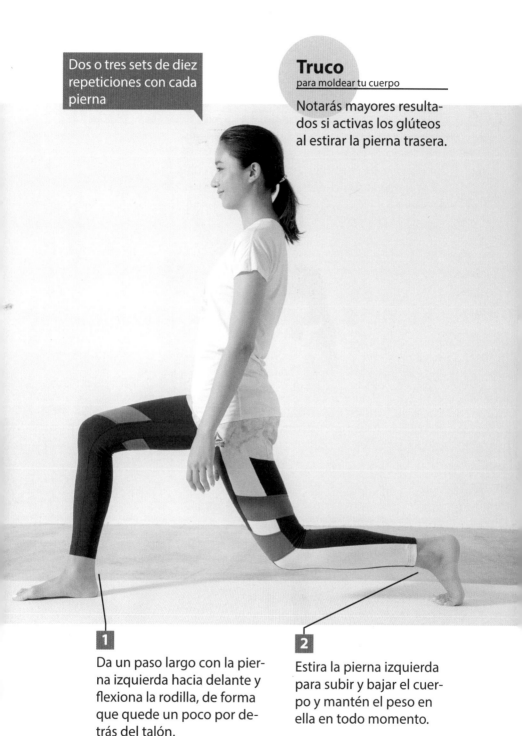

Dos o tres sets de diez repeticiones con cada pierna

Notarás mayores resultados si activas los glúteos al estirar la pierna trasera.

1
Da un paso largo con la pierna izquierda hacia delante y flexiona la rodilla, de forma que quede un poco por detrás del talón.

2
Estira la pierna izquierda para subir y bajar el cuerpo y mantén el peso en ella en todo momento.

Lleva una de las rodillas hacia delante

De rodillas en el suelo, da un paso con la pierna izquierda, flexiona la rodilla y apoya el pie en el suelo. El talón debe quedar ligeramente por delante de la rodilla izquierda. La derecha, apoyada en el suelo, debe estar alineada con la cadera.

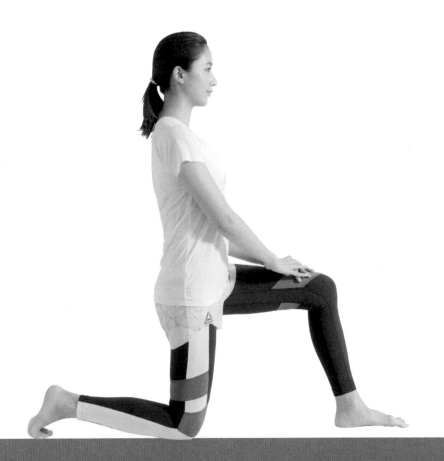

1

Estira la rodilla para subir y bajar el cuerpo

Dos sets de diez repeticiones con cada pierna

Levanta la rodilla izquierda del suelo. Notarás que los músculos de la parte delantera de la pierna se estiran. Mantén brevemente esa posición con la rodilla elevada y vuelve a bajar el cuerpo. Haz dos sets de diez repeticiones y cambia de pierna.

Lo notarás aquí

○ Estira la pierna trasera
✕ No deberías sentir dolor en la parte anterior de la pierna flexionada

Si inclinas el tronco hacia delante, el psoas mayor no se estirará correctamente. Al contrario, trabajarás la parte anterior de las piernas más de lo que deberías. Para trabajar bien el psoas, carga el peso de tu cuerpo sobre la pierna posterior.

Apoya el peso del cuerpo en la pierna trasera.

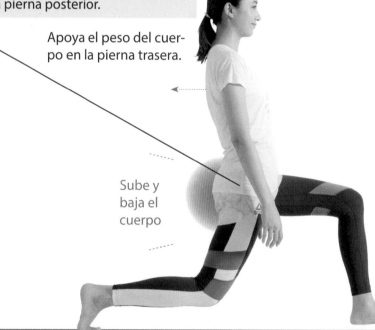

Sube y baja el cuerpo

2

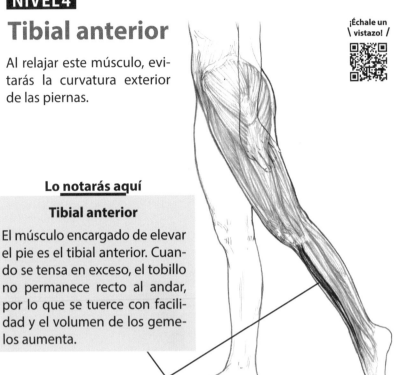

NIVEL 4

Tibial anterior

Al relajar este músculo, evitarás la curvatura exterior de las piernas.

¡Échale un vistazo!

Lo notarás aquí

Tibial anterior

El músculo encargado de elevar el pie es el tibial anterior. Cuando se tensa en exceso, el tobillo no permanece recto al andar, por lo que se tuerce con facilidad y el volumen de los gemelos aumenta.

El método Mori para lograr unas piernas sanas y esbeltas

Para usar adecuadamente los músculos de la zona inferior de la pierna, el gastrocnemio y el sóleo, además de los ejercicios básicos del primer nivel (pp. 62 y 96 respectivamente), es imprescindible estirar bien el músculo que se encuentra en la parte opuesta, por delante de la tibia: el músculo tibial anterior. Al activarlo con este ejercicio, las articulaciones y los músculos recuperarán su funcionamiento natural y se moverán con soltura.

Esto es de suma importancia, pues, al estirar la parte delantera, desde la rodilla hasta el pie, evitarás la curvatura de la pierna y el tobillo recuperará estabilidad.

Para acabar con la rotación interna del pie y la rotación externa de los gemelos, debemos empezar por corregir la orientación de los dedos, para que apunten hacia el frente. Sin duda, este es otro factor decisivo para conseguir unas piernas estilizadas.

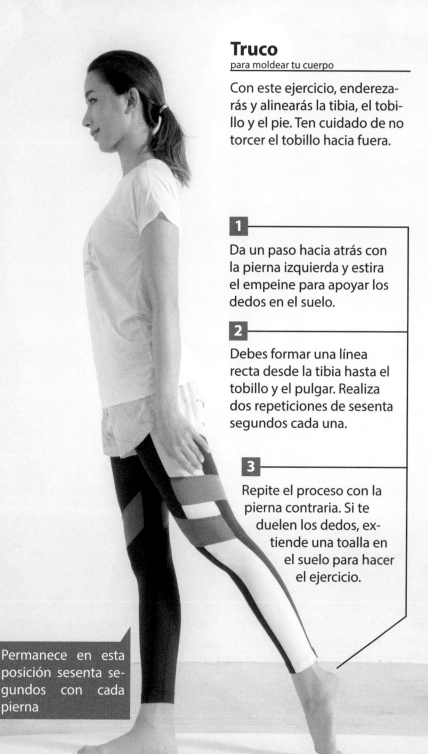

Truco
para moldear tu cuerpo

Con este ejercicio, endereza-
rás y alinearás la tibia, el tobillo y el pie. Ten cuidado de no
torcer el tobillo hacia fuera.

1

Da un paso hacia atrás con
la pierna izquierda y estira
el empeine para apoyar los
dedos en el suelo.

2

Debes formar una línea
recta desde la tibia hasta el
tobillo y el pulgar. Realiza
dos repeticiones de sesenta
segundos cada una.

3

Repite el proceso con la
pierna contraria. Si te
duelen los dedos, ex-
tiende una toalla en
el suelo para hacer
el ejercicio.

Permanece en esta
posición sesenta se-
gundos con cada
pierna

Sumo squat
(sentadilla de sumo)

Estira y activa los músculos a la vez y siente cómo las articulaciones se reajustan.

Lo notarás aquí

Glúteos y aductores

Si experimentas una rotación interna de las rodillas, los glúteos y los aductores se moverán menos. Por ello, no desarrollarás masa muscular y los niveles de grasa localizada en estas zonas aumentarán. Con este ejercicio, trabajarás ambos músculos al mismo tiempo.

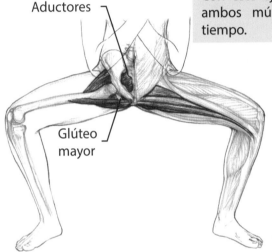

Aductores

Glúteo mayor

¡Échale un vistazo!

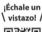

El método Mori para lograr unas piernas sanas y esbeltas

Las sentadillas de sumo permiten estirar y contraer los glúteos y los aductores al mismo tiempo.

Con este ejercicio, estirarás ambos músculos para relajarlos y reactivarlos tras haberse contraído y tensado debido a la falta de actividad. Asimismo, al contraer los aductores y los glúteos, los fortalecerás y te ayudarán a reajustar la torsión de la cadera al hacer girar la articulación hacia el exterior.

Puesto que todo esto ocurre al mismo tiempo, debes prestar atención a muchos elementos. Por ello, este es el estiramiento más complejo de los que he descrito hasta ahora. Si te ves incapaz de realizarlo, no te preocupes, vuelve al estiramiento de glúteos del nivel 3 (p. 80) para continuar trabajando en su relajación.

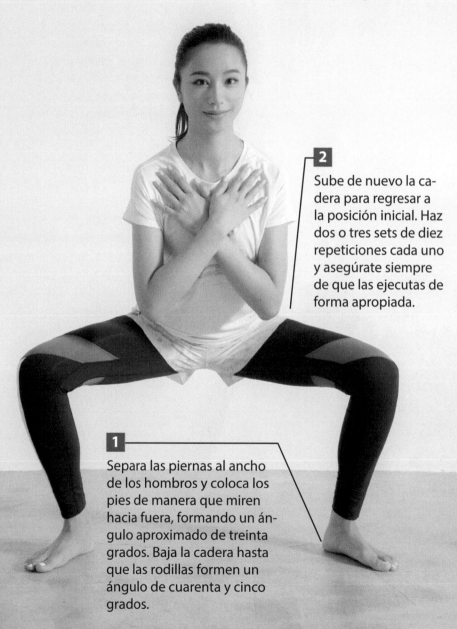

Dos o tres sets de diez repeticiones cada uno

Truco
para moldear tu cuerpo

Este ejercicio trabaja a la vez los músculos de las piernas, en especial, los aductores y los glúteos.

2
Sube de nuevo la cadera para regresar a la posición inicial. Haz dos o tres sets de diez repeticiones cada uno y asegúrate siempre de que las ejecutas de forma apropiada.

1
Separa las piernas al ancho de los hombros y coloca los pies de manera que miren hacia fuera, formando un ángulo aproximado de treinta grados. Baja la cadera hasta que las rodillas formen un ángulo de cuarenta y cinco grados.

El ángulo del pie y la rodilla determinan qué músculos se estimulan

Colócate de pie con las piernas separadas al ancho de los hombros. Los pies deben estar abiertos, mirando hacia fuera, en un ángulo de treinta grados, mientras que las rodillas deben formar uno de cuarenta y cinco grados al flexionarlas. Cruza los brazos sobre el pecho para tener una mayor estabilidad durante el ejercicio.

Forma un ángulo de cuarenta y cinco grados con las rodillas

Mantén los ángulos de las rodillas y los pies

Los pies tienen que orientarse hacia fuera, en un ángulo de treinta grados

1

Baja la cadera con la articulación rotada hacia dentro y los glúteos activados
Lleva la articulación de la cadera hacia el interior y mantén las rodillas bien orientadas hacia fuera, de modo que las caderas queden perpendiculares al suelo cuando bajes. A continuación, recupera la posición inicial sin estirar las rodillas por completo. Mientras subes, haz fuerza con los glúteos. Realiza dos o tres sets de diez repeticiones cada una.

Lo notarás aquí

O Nota el estiramiento en los glúteos

X No tienes que sentirlo ni en las caras interior ni posterior de los muslos

Si al bajar la cadera sientes que estás trabajando la cara posterior de los muslos, significa que tienes el cuerpo demasiado inclinado hacia delante. Si, por el contrario, experimentas esa sensación en la parte delantera, significará que no has rotado lo bastante la cadera hacia el exterior y que las rodillas miran hacia dentro.

Dos o tres sets de diez repeticiones

No te preocupes si los pulgares se despegan del suelo

2

Elevación de talones

Tensa los músculos para reajustar el cuerpo por completo.

Lo notarás aquí

Glúteos, aductores y rodillas

Al hacer fuerza con los glúteos, corregirás el arco de las piernas. Al mismo tiempo, los aductores recuperarán la capacidad de tensarse y reajustarás la articulación de la rodilla.

¡Échale un
\ vistazo! /

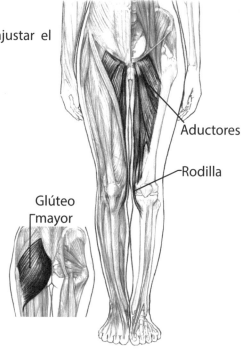

Aductores

Rodilla

Glúteo
⌐mayor

El método Mori para lograr unas piernas sanas y esbeltas

Como ya hemos visto, los principales enemigos de unas piernas bonitas son la rotación interna de la articulación de la cadera y la rotación externa de las rodillas. Para conseguir tu objetivo, debes hacer que la articulación coxofemoral gire hacia fuera y las rodillas hacia dentro. En otras palabras: estas articulaciones deben rotar en la dirección contraria a la que se encuentran para recuperar una posición neutra. De este modo, reajustarás tu postura y moldearás tu silueta.

Lo primordial es fortalecer los glúteos y los aductores. Un ejercicio perfecto para trabajar estos músculos es la elevación de talones. Una vez corrijas las desviaciones, conseguirás unas piernas alineadas y estilizadas.

Truco

para moldear tu cuerpo

Con este ejercicio, trabajarás desde los dedos de los pies hasta la rodilla, los músculos de la cara interna de las piernas y los glúteos. Es importante evitar que las rodillas miren hacia fuera.

Rota la cadera hacia el exterior para activar los glúteos

Puedes ponerte un folio u otro objeto fino entre las piernas. ¡Intenta que no se caiga!

Mantén la posición sesenta segundos

1

Colócate de pie frente a una pared y apoya las manos a la altura y anchura de los hombros. El dedo pulgar debe mirar hacia el techo y el resto, hacia fuera.

2

Retrocede un poco para separarte de la pared, junta los pies y levanta los talones para formar una línea recta de la cabeza a los pies. Mantén la posición durante sesenta segundos.

Deja caer tu peso sobre los pulgares.

Descubre más sobre la actriz y qué significa la belleza

Sus secretos de belleza

Tiene las piernas perfectas.

Su voz es agradable para cualquier oído y en sus labios se dibuja una sonrisa sincera.

Son cosas que el dinero no puede comprar.

Esta es la esencia de Maryjun Takahashi, lo que la hace bella, más allá de la ropa que se ponga, el maquillaje que use o con quién esté.

¿Quieres saber cómo lo consiguió?

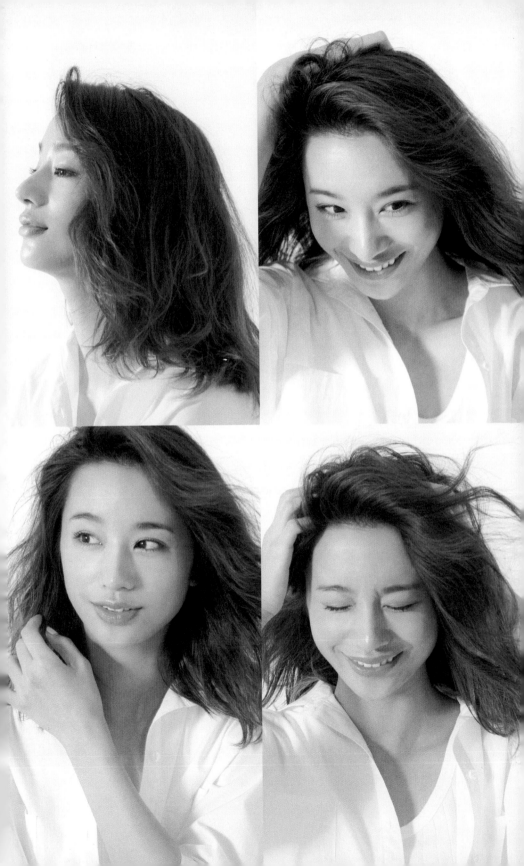

1

¿Cómo son para ti unas piernas perfectas?

Tonificadas y definidas gracias al deporte.

Cuando pienso en unas piernas bonitas, más que examinar si son delgadas o no, me fijo en qué zonas y músculos están trabajados: si los glúteos están tonificados o si los músculos de las caras interna y externa de los muslos están definidos. También me gusta que los gemelos tengan algo de volumen y que los tobillos sean finos. Por supuesto, si de forma natural tienes una constitución delgada y un índice bajo de grasa, es posible que te resulte difícil alcanzar este objetivo. En definitiva, las piernas que más me gustan son las que están tonificadas y que se han trabajado con mucho deporte; aquellas que reflejan el esfuerzo que se ha puesto en trabajarlas.

No obstante, hay personas que, por mucho que intenten trabajarlas, sufren de alteraciones en las extremidades debido a cómo caminan y no se sienten a gusto en su propio cuerpo. A menudo, estas personas tienen zonas con músculos muy desarrollados y voluminosos y otras flácidas y sin elasticidad.

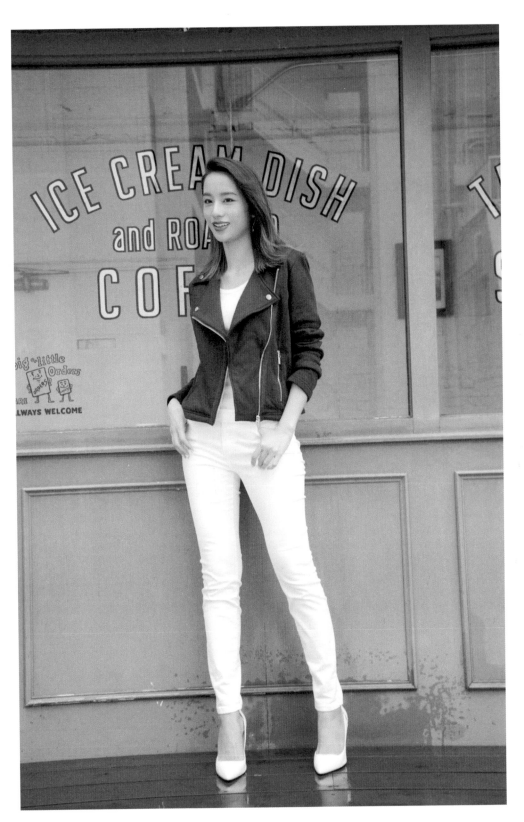

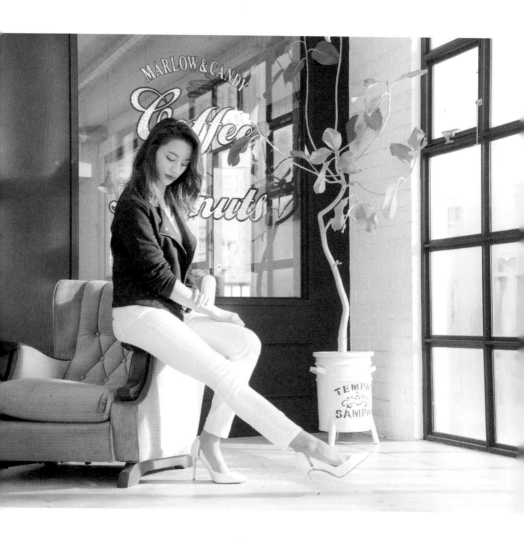

2

Respuesta

Es muy importante prestar atención a la hinchazón. El cansancio forma parte de nuestro día a día.

Suelo tener las piernas hinchadas, así que hago todo lo posible por reducir esta inflamación antes y después de las jornadas de trabajo. Paso mucho tiempo de pie y, a raíz del cansancio acumulado, enseguida se me hinchan, a veces tanto que llego a pesar entre un kilo y medio y dos kilos más de lo habitual.

Lo primero que hago para reducir la hinchazón es darme un buen baño y masajearme las piernas. También recibo tratamientos de belleza, acudo a sesiones de acupuntura, a la sauna; lo que sea necesario para relajarlas. A algunas personas les da pereza tener que incluir tantos pasos en su rutina después de un día duro, pero, al ofrecer a tu cuerpo los cuidados que requiere, verás resultados a la mañana siguiente.

También realizo ejercicios localizados para piernas y glúteos, como, por ejemplo, levantamiento de peso muerto, un ejercicio con pesas que consiste en levantar una barra desde el suelo hasta la cintura con el que activas el tren inferior. Al principio, no pasaba de los treinta kilos, pero, poco a poco, he subido de nivel y ahora soy capaz de levantar hasta setenta. Gracias a todo esto, he conseguido las piernas que siempre he querido.

3

Respuesta

Para que tus piernas se vean estilizadas, te recomiendo pantalones de tiro alto y usar tacones bajos.

Para verte bien, lo mejor es vestir unos pantalones y unos zapatos que te favorezcan, pues, aunque tengas unas piernas bonitas, la elección incorrecta puede reducir su atractivo.

En cuanto a los pantalones, los de tiro alto son una buena elección, pues, si te metes la camiseta por dentro, tus piernas parecerán kilométricas. En cualquier caso, debes fijarte en dónde se forman las arrugas en la ropa. Por ejemplo, las arrugas horizontales en la zona de los muslos acentúan las piernas arqueadas hacia dentro. La clave está en encontrar unos pantalones que te queden un poco holgados en la zona de la cadera: ni muy sueltos (para que no parezcan desgastados) ni demasiado ceñidos (para que las piernas no llamen demasiado la atención).

En relación al calzado, te recomiendo llevar tacones de unos siete centímetros de altura. Es cierto que, cuanto más altos son, más largas parecen las piernas, pero, al caminar, a veces las rodillas no se doblan de la forma adecuada y acabas agotada. Para caminar correctamente y que las piernas parezcan esbeltas, la mejor opción son unos tacones bajos. Normalmente, uso zapatos planos, pero, cuando busco un atuendo más formal, no me queda otra que estirar las rodillas y calzarme unos tacones.

4

¿Tienes algún complejo?

Sí, y, por ello, siempre trato de mostrar la mejor versión de mí misma.

Con el entrenamiento adecuado, he conseguido corregir algunos aspectos de mi físico con los que no estaba contenta, pero el arqueo de las piernas y la rigidez en la espalda todavía son mis puntos débiles y dos quebraderos de cabeza.

Por mucho que me esforzara, sobrecargaba demasiado la cara anterior de las piernas, ya que no movía correctamente la articulación de la cadera y, por el mismo motivo, tenía las piernas desalineadas. Para ponerle solución, acudí a Takuro Mori y, gracias a su programa, enseguida noté resultados.

La primera vez que fui consciente de que tenía la espalda y los hombros rígidos fue a los quince años, cuando empecé a asistir a clases de baile. La rigidez era tal que solo podía subir los brazos hasta las orejas.

Sin embargo, gracias a mis defectos y complejos, sentí que debía hacer todo lo que estuviera en mi mano por superarlos. Cuando adviertes los resultados de tu esfuerzo, empiezas a disfrutar de tu cuerpo de verdad y transmites optimismo y energía.

5

¿Qué papeles te gustaría interpretar en el mundo del cine?

Me encantaría trabajar en películas de acción, donde se requiere un gran esfuerzo físico.

Últimamente, he incrementado la dificultad e intensidad de mis entrenamientos y a veces pienso que aspiro a convertirme en atleta. No solo hago ejercicio muscular, sino que también corro alrededor de veinticinco kilómetros al día en intervalos de alta intensidad. Esta es mi rutina una vez a la semana, y es tan dura que tardo entre tres y cuatro días en recuperarme. Cuando quiero darme cuenta, me toca entrenar de nuevo.

Este tipo de entrenamientos están pensados para prepararme para interpretar papeles que requieran un gran esfuerzo, como grabar escenas en las que tenga que correr. Los entrenamientos de fuerza me ayudan a trabajar mi resistencia y permiten que los movimientos sean más vigorosos. No obstante, también hago otras actividades como correr, yoga para ganar flexibilidad y *kick boxing* para aumentar la fuerza y la potencia de mis movimientos. Mi objetivo es dar lo mejor de mí misma en el trabajo, y estos entrenamientos me ayudarán a convertirme en una buena actriz de cine de acción.

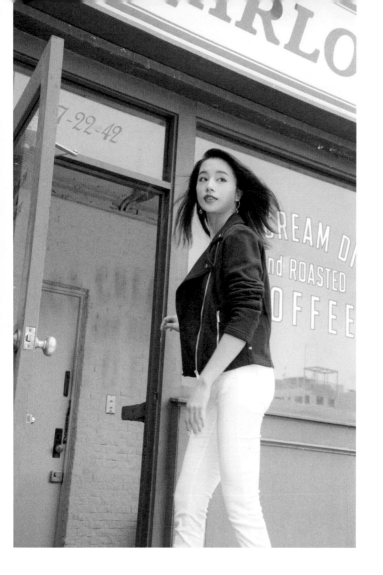

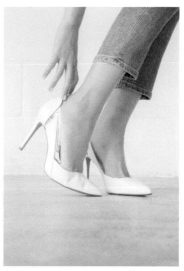

Entrevista a

Marijun Takuro
Takahashi Mori

Cuando los glúteos están activos y trabajan correctamente, tus piernas se ven completamente distintas.

No tiene sentido esforzarse sin motivo. Son los resultados los que nos dan la confianza necesaria para no tirar la toalla.

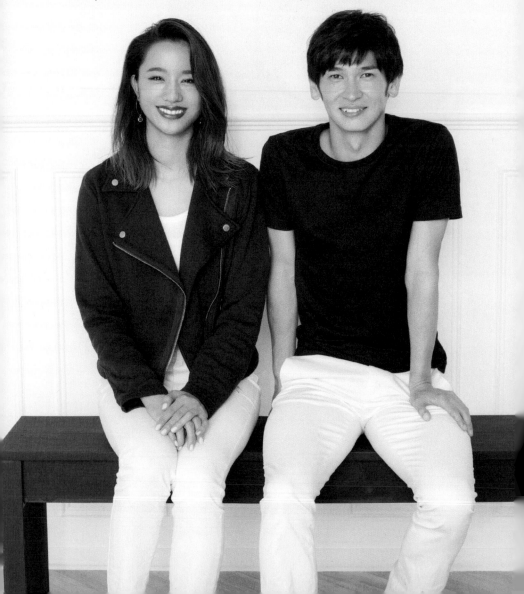

¡Descubrí que tenía un desajuste en la articulación de la cadera y mis piernas y glúteos mejoraron al corregirla!

Maryjun
Hace ocho años, fui por primera vez al estudio de Takuro. Por aquel entonces, sabía que Norika Fujiwara, una conocida modelo y actriz japonesa, realizaba entrenamiento oclusivo (que se basa en la restricción u oclusión del flujo sanguíneo durante un ejercicio de baja intensidad), y creí que, si realizaba el mismo tipo de entrenamiento que ella, conseguiría una silueta como la suya.

Takuro
Cuando empezaste a entrenar, eras modelo en exclusiva para la revista *CanCam* y tu meta, más que fortalecerte, era ganar flexibilidad. La intensidad de los entrenamientos no era muy alta y nos centrábamos sobre todo en hacer estiramientos y ejercicios de bajo impacto.

Maryjun
En esa época, había ciertos ejercicios que era incapaz de realizar, y no por su intensidad, sino porque la rigidez y la cadera desviada me lo impedían.

Takuro
Así es. Cuando la articulación de la cadera está rígida y desviada, la propia estructura del cuerpo dificulta que se activen los glúteos y la cara posterior de las piernas, que se vuelven muy difíciles de trabajar. En consecuencia, solo se trabaja la cara anterior de las piernas. Por eso, hay que empezar por relajar la cadera y corregir la torsión.

Maryjun
Me llevó un tiempo relajar la articulación y corregir la torsión de la cadera, pero, una vez lo conseguí, pude realizar cualquier rutina de entrenamiento sin problemas. La cara trasera de las piernas y los glúteos, que tanto me habían costado entrenar en el pasado, estaban más tonificados y el aspecto de las piernas empezó a cambiar. Estaba muy feliz… Comencé a vestir ropa ajustada porque me veía genial. La confianza en mí misma es clave en todo momento; cuando cambias la forma en que te percibes, sientes el doble de motivación.

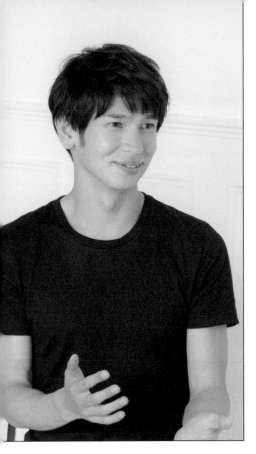

El objetivo es conseguir un cuerpo atractivo, ágil, activo y que no se canse

Takuro
Tus entrenamientos han cambiado de modo significativo en los últimos tres años, en gran parte debido a que dejaste tu trabajo como modelo para dedicarte a tu carrera como actriz.

Maryjun
Sí, me acercaba a los treinta y sentía que necesitaba más resistencia. Para mantenerte en esta profesión, en la que debes dar lo mejor de ti constantemente, tu cuerpo es como un fondo de inversión.

Takuro
Cuando **Maryjun** se acostumbró al ritmo del entrenamiento de alta intensidad, redujo sus niveles de grasa, la masa muscular aumentó y ganó unos tres o cuatro kilos. El suyo fue el programa de entrenamiento más difícil que he sugerido nunca a un cliente. A pesar de la dificultad y el esfuerzo que requería, Maryjun aceptó el reto. Es una persona muy valiente.

Maryjun
Sí, aunque por dentro estaba verdaderamente asustada *(risas)*. Ahora sé que soy capaz de conseguir resultados cuando me lo propongo, por eso persevero, porque sé que puedo alcanzar la meta, aunque sea poco a poco. Ya no me canso con tanta facilidad, e incluso puedo subir las escaleras de la estación de Roppongi de la línea Oedo de Tokio, que son eternas, y mi silueta ha cambiado por completo. En 2016, interpreté a una detective que siempre llevaba pantalones ajustados en la serie *The Sniffer* de la cadena NHK, la televisión pública japonesa.

Más tarde, aparecí en un capítulo especial de la serie con el mismo vestuario que dos años antes, pero, cuando me puse los pantalones, me quedaban más holgados por la zona de la cadera y los muslos. Mi cuerpo había cambiado y ¡me veía mucho mejor que antes! Mi esfuerzo había dado resultados.

Takuro

Claro, y lo conseguiste porque relajaste la cadera para eliminar la torsión de la articulación a la par que incrementabas la intensidad de los ejercicios. Si te hubieras limitado a tratar de corregir la torsión, sin relajar la cadera, tendrías las piernas hinchadas a menudo. Es decir, no importa cuánto trabajes y te esfuerces: si vas en la dirección equivocada, sumarás en negativo. No sirve de nada que te pongas a hacer sentadillas sin parar porque quieres adelgazar las piernas; no funciona así. Si no corriges la torsión, la causa de que hayas ganado peso, no conseguirás tu objetivo. Los resultados son el producto de tu empeño, y eso es lo que de verdad te motiva a continuar.

Maryjun

Tienes toda la razón. Para avanzar y mejorar, debes asegurarte de que cada paso que das va en la dirección correcta. Espero que tú, lectora, también trabajes duro y consigas unas piernas bonitas con las que te veas bien con cualquier pantalón.

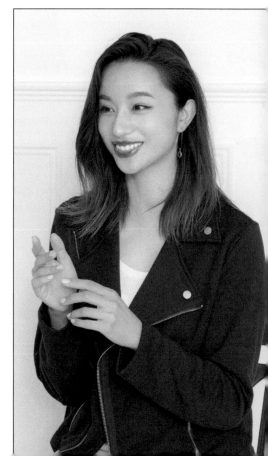

Epílogo

A menudo recibo mensajes en redes sociales de personas que me cuentan sus problemas físicos, y los más comunes están relacionados con la pérdida de peso y el exceso de volumen en el tren inferior. Estos son algunos ejemplos: «Por mucho que pierda peso, no consigo adelgazar las piernas» o «Aunque adelgace, mis piernas se ven igual que siempre».

Hay muchos métodos para perder volumen en el tren inferior, pero la mayoría solo se concentran en dicha zona. Algunos trabajan el reajuste pélvico; no obstante, apenas conozco métodos que se centren en el reajuste de la articulación coxofemoral o las rodillas, que para mí son incluso más importantes que la pelvis.

En este libro me he centrado en ejercicios correctivos específicos, pensados para mejorar la calidad de los movimientos que realizas en tu día a día.

Dado que hay muchos profesionales y autores que se dedican a ello, la gente tiende a pensar que, además de entrenador, soy nutricionista, aunque el único consejo dietético que puedo darte es recomendarte algún libro sobre el tema. Mi principal objetivo es que aprendas a moverte de manera adecuada para mejorar la precisión de los movimientos.

Uno se ve mejor cuando se entrena de forma adecuada y, para ello, primero hay que crear una base sólida y asimilar los conocimientos. No importa cuánto empeño le pongas: si tu cuerpo no está en condiciones de trabajar, los resultados serán los opuestos a los deseados.

Espero de todo corazón que este libro ayude a las personas que hasta ahora habían hecho ejercicio y, sin embargo, no habían conseguido los resultados deseados.

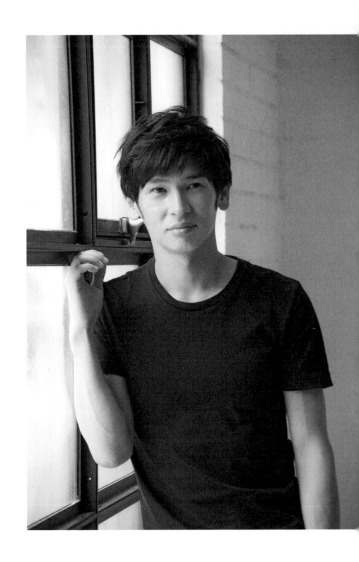

Sobre Takuro Mori

Después de haber trabajado en un importante club de *fitness*, Takuro Mori abrió su propio estudio, Rinato, en el distrito de Ebisu (Tokio), dedicado al entrenamiento de fuerza con oclusión y al pilates, donde también asesora sobre rutinas deportivas y *body building*. Mori ha puesto en duda las bases del *fitness,* una industria dominada por la supremacía del entrenamiento por el entrenamiento, y ha desarrollado un enfoque que defiende ir más allá, lo cual lo ha llevado a trabajar con modelos y actrices. Ahora es el entrenador del momento en Japón y colabora con medios de comunicación y televisivos. Ha publicado varios libros con la editorial japonesa Wani Books, de los que se han vendido más de 750 000 ejemplares.